正畸经典病例解析

Atlas of Orthodontic Case Reviews

WILEY

正畸经典病例解析
Atlas of Orthodontic Case Reviews

（美）马里安·阿斯卡里
（Marjan Askari）
主编

（美）斯坦利·A. 亚历山大
（Stanley A. Alexander）

田玉楼
赵震锦　主译
冯翠娟

北方联合出版传媒（集团）股份有限公司
辽宁科学技术出版社
沈 阳

图文编辑

杨　洋　刘　娜　曹　勇　刘　菲　兰小齐

图书在版编目（CIP）数据

正畸经典病例解析 / （美）马里安·阿斯卡里（Marjan Askari），（美）斯坦利·A. 亚历山大（Stanley A. Alexander）主编；田玉楼，赵震锦，冯翠娟主译. —沈阳：辽宁科学技术出版社，2020.5

ISBN 978-7-5591-1452-5

Ⅰ．①正…　Ⅱ．①马…　②斯…　③田…　④赵…　⑤冯…　Ⅲ.①口腔正畸学—病案—分析　Ⅳ.①R783.5

中国版本图书馆CIP数据核字（2020）第005853号

出版发行：辽宁科学技术出版社
　　　　　（地址：沈阳市和平区十一纬路25号　邮编：110003）
印　刷　者：广州市番禺艺彩印刷联合有限公司
经　销　者：各地新华书店
幅面尺寸：210mm×285mm
印　　张：16.75
插　　页：5
字　　数：400千字
出版时间：2020 年 5 月第 1 版
印刷时间：2020 年 5 月第 1 次印刷
责任编辑：陈　刚　殷　欣　苏　阳
版式设计：袁　舒
封面设计：袁　舒
责任校对：李　霞

书　　号：ISBN 978-7-5591-1452-5
定　　价：298.00 元

投稿热线：024-23280336
邮购热线：024-23280336
E-mail:cyclonechen@126.com
http://www.lnkj.com.cn

译者简介
Translators

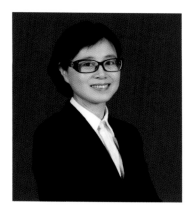

田玉楼

教授，主任医师，硕士研究生导师。现任中国医科大学口腔医学院正畸教研室副主任、正畸二科副主任。兼任中华口腔医学会口腔正畸专业委员会委员、辽宁省口腔医学会口腔正畸专业委员会副主任委员。美国加州大学洛杉矶分校（UCLA）访问学者。

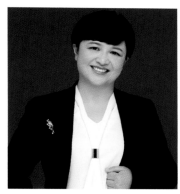

赵震锦

博士，副教授，副主任医师，硕士研究生导师。美国马里兰大学巴尔的摩分校口腔医学院高级访问学者。现就职于中国医科大学附属口腔医院。辽宁省口腔医学会口腔正畸专业委员会委员、辽宁省口腔颌面外科专业委员会委员、中国医师协会睡眠医学专业委员会口腔学组委员。

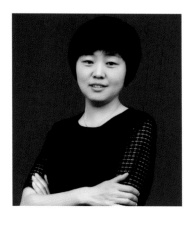

冯翠娟

教授，主任医师，硕士研究生导师。现就职于中国医科大学附属口腔医院。辽宁省口腔医学会口腔正畸专业委员会委员、辽宁省口腔医学会颞下颌关节病及𬌗学专业委员会委员、辽宁省口腔颌面外科专业委员会委员、辽宁省口腔修复与精准医学专业委员会常委、辽宁省细胞生物学学会口腔生物材料专业委员会常务理事。

参译人员（按姓氏笔画排序）

田玉楼　冯翠娟　刘明瑾　关慧娟　李　佳　汪俊妍　赵震锦　郝　鑫

前言
Preface

在过去的50年里，口腔专业的学生、年轻的牙科医生以及刚刚接受培训的正畸医生对于口腔正畸学的兴趣日益增加。由于每年口腔专业培养出了越来越多的专业人才，正畸学受到的关注也越来越多。临床医生根据正畸学做出准确的诊断，制订包括治疗目的和方案选择的矫治计划成为其诊治患者极为重要的环节。这些内容应该方便学生获取，对应届毕业生、有经验的医生有指导作用。

本书共15章，第1～3章阐述了阻断性、替牙殆期矫治，其余的章节按安氏Ⅰ类错殆畸形至安氏Ⅲ类错殆畸形的顺序编排。另外，每个章节都包含了具体的骨性和牙性的错殆畸形。

每章通过展示从初诊至治疗结束的患者资料图片，进行具体病例分析。

这本书的宝贵之处在于每章节的病例均由马里安·阿斯卡里医生一人完成。他的治疗方法简单而经典，未使用如临时支抗等有创的矫治方法来达到矫治目标。这一系列诊疗手段可以较为容易地应用于类似的具有骨性和牙性问题的患者。

不同于大多数将不锈钢或β-钛丝作为主要矫治装置的治疗方案，本书的病例使用镍钛圆丝和方丝作为主要矫治工具，硬丝仅在必要时使用，例如手术病例常规使用不锈钢丝。

口腔专业的学生、私人开业医生以及第一年从事正畸诊疗的人员都可在每个病例描述中，学习到实用的技能，并从中得到重要启示。在患者的配合下，通过应用本书病例中的矫治技术，就可以获得意料之中的良好矫治效果。

Marjan Askari
Stanley A. Alexander
Brookline, MA, 2017

致谢
Acknowledgements

在这里，不仅要感谢本书中展示的患者，也要感谢我们团队治疗过的每一位患者，在所有患者的配合下，这本书才得以完成。特别强调的是，在治疗观点和治疗计划方面，老师们和同学们给予了我们许多灵感。对于我们这些从业多年的正畸医生来说，经常忽视要接受吸收新的思想，以一种全新视角看待临床诊疗过程。

在这里，也要感谢我们的家人，是他们无私的奉献和关怀，才能让我们全身心投入这项工作，并最终完成此书的编写。

目录
Contents

1

阻断性矫治（替牙殆期）：病例1
Interceptive (Mixed Dentition): Case 1

<table>
<tr><td>学习目标</td></tr>
<tr><td>

- 替牙殆期治疗的记录要求
- 阻断性正畸治疗的问题列表：后牙反殆
- 治疗目的的发展和四眼簧治疗计划的形成

</td></tr>
</table>

问诊记录

　　患者为8岁的高加索白人男性，上颌横向发育不足，表现为替牙殆期单侧后牙反殆。

- 生长发育阶段：青春期前
- 治疗动机：好
- 全身疾病史：无
- 牙科既往史：定期看牙医
- 家族史：无错殆畸形史
- 不良习惯：无
- 限制性因素：无
- 面型：中面型*、卵圆面型

- 面部比例：下面高正常

临床检查

- 唇齿关系（图1.1和图1.2）
  - 息止颌位：切牙暴露0mm
  - 微笑状态：切牙暴露6mm
- 笑线：微笑时无牙龈暴露
- 呼吸方式：鼻呼吸
- 唇部状态：息止颌位时闭合
- 软组织侧貌：凸面型（图1.3）
- 鼻唇角：轻微钝角
- 轻度高角型

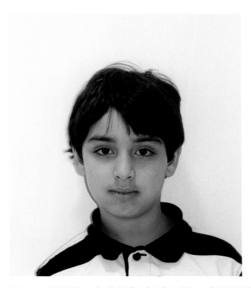

图1.1　正面观：息止颌位时面部对称，卵圆面型。

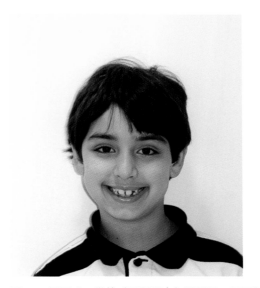

图1.2　正面观：微笑时暴露所有切牙牙冠，无牙龈暴露。

Atlas of Orthodontic Case Reviews, First Edition. Marjan Askari and Stanley A. Alexander.
© 2017 John Wiley & Sons, Inc. Published 2017 by John Wiley & Sons, Inc.

*中面型：面宽比面高指数，又称全颌面指数。软组织全颌面指数为84%～87.9%，硬组织全颌面指数为85%～89.9%。

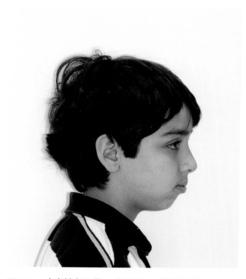

图1.3　右侧侧面观：凸面型；鼻唇角为钝角。

牙列情况（图1.4）

- 临床可见牙齿：

6edc21	12cde6
6edc21	12cde6

- 覆盖：4mm
- 覆𬌗：0mm伴有开𬌗倾向
- 上中切牙间隙：3mm
- 中线：上颌中线与面中线一致，下颌中线左偏2mm

右侧颊侧观（图1.5）

- 磨牙关系：终末平面为垂直型，替牙𬌗期
- 尖牙关系：Ⅰ类
- Spee曲线：平坦
- 反𬌗：无

- 龋齿：无

左侧颊侧观（图1.6）

- 磨牙关系：Ⅱ类，替牙𬌗期
- 尖牙关系：尖对尖
- Spee曲线：平坦
- 反𬌗：后牙反𬌗
- 龋齿：无

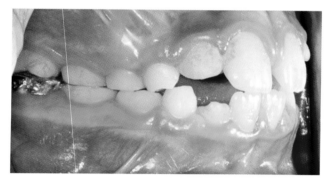

图1.5　口内像右侧观：替牙𬌗期磨牙关系为尖对尖。

上颌牙弓（图1.7）

- 对称，呈拱形，无拥挤，既往正畸就诊时的分牙圈（箭头所示）仍然处于左侧象限
- 龋齿：无

下颌牙弓（图1.8）

- 呈卵圆形，存在下颌舌弓
- 萌出的切牙轻度扭转
- 龋齿：无

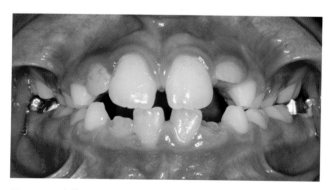

图1.4　口内像正面观：上中切牙间隙，下颌左偏。

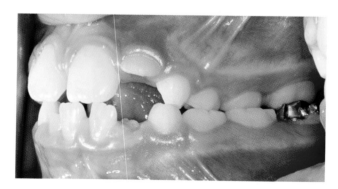

图1.6　口内像左侧观：替牙𬌗期磨牙关系为Ⅱ类，由于下颌骨功能性移位造成后牙反𬌗。

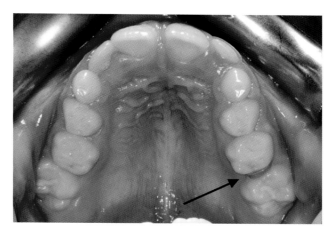

图1.7　口内像上颌殆面观：牙弓呈拱形，在扭转的上颌第一恒磨牙近中存在一个分牙圈。

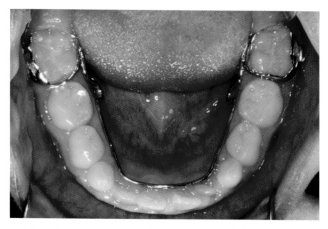

图1.8　口内像下颌殆面观：牙弓呈卵圆形，存在下颌舌弓。

功能检查

- 最大开口度=40mm
- 正中关系位–正中殆位（CR–CO）：一致
- 最大前伸侧方运动：右侧=6mm；左侧=7mm；前伸=5mm
- 颞下颌关节触诊：正常
- 右侧和左侧咬肌：触诊阴性
- 不良习惯：无
- 发音：正常
- 替牙殆晚期，存在全部32颗已经萌出或正在发育的牙齿
- 牙根长度及牙周组织正常
- 髁突形态正常（图1.9）

诊断和治疗计划

　　由于患者正处于替牙殆期，表现为骨性和牙性Ⅰ类（图1.10；表1.1和表1.2），考虑阻断性矫治，纠正后牙反殆。

　　上颌第一恒磨牙安置带环，焊接四眼簧扩弓器以纠正磨牙扭转和扩宽上腭。下颌牙弓以一个固定舌弓保持替牙间隙并且保证在未来采用非拔牙方式进行后期治疗。

　　一旦后牙反殆得到纠正，患者将会被置入回访计划表并且每6个月检查一次，观察咬合改变与剩余恒牙的萌出情况。

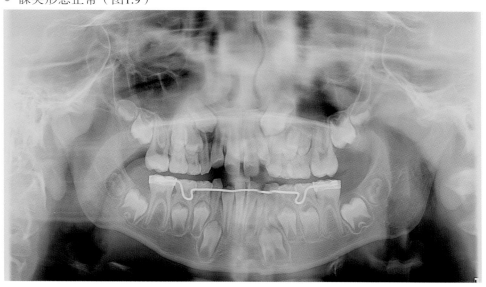

图1.9　全景片：替牙殆早期，存在固定舌弓。

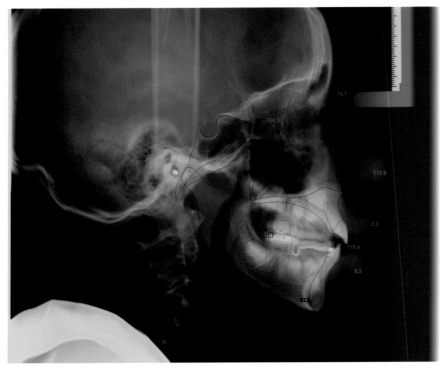

图1.10　数字化头颅侧位片：患者为骨性 I 类关系，高角型，垂直生长型。

表1.1　主要的头影测量分析值

	标准值	治疗前
SNA	80°	83.2°
SNB	78°	76.7°
ANB	2°	+6.5°
WITS值	−1 ~ +1 mm	+0.5 mm
FMA	21°	32.6°
SN–GoGn	32°	38.9°
U1–SN	105°	108.5°
L1–GoGn	95°	93.2°
软组织		
下唇–E线	−2 mm	9.3 mm
上唇–E线	−1.6 mm	2.3 mm

SNA，蝶鞍点–鼻根点–上牙槽嵴点；SNB，蝶鞍点–鼻根点–下牙槽嵴点；ANB，上牙槽嵴点–鼻根点–下牙槽嵴点；FMA，下颌平面角；SN–GoGn，前颅底平面–下颌平面角；U1–SN，上中切牙长轴与前颅底平面的交角；L1–GoGn，下中切牙长轴与下颌平面的交角。

表1.2　患者三维方向关系问题列表

	横向	矢状向	垂直向
软组织	正常	凸面型；下唇丰满；鼻唇角为钝角	高角型
上下牙列	双侧后牙反𬌗，但由于功能性移位表现为单侧反𬌗	根据磨牙和尖牙关系，处于正常的替牙𬌗期	覆𬌗0mm
上下颌骨	上颌横向发育不足	I 类	高角型

有争议的地方可能是有人会主张附加一张X线片，来帮助需要上腭扩展的后牙反殆患者进行诊断和制订治疗计划。选择的X线片是一个前后位的头颅正位片，或者更普遍的被称为前后位的X线片。对于年轻人、生长发育期的儿童，临床检查证明没有明显的不对称，仅表现为反殆所造成的功能性移位。因此没有必要让患者接受对临床仅有很小帮助的额外辐射。

治疗目标

替牙殆期，通过纠正后牙反殆解决患者的临床问题。Ⅰ期治疗完成后，每年对患者评估一次，如果需要，可进行Ⅱ期正畸治疗。由于该患者骨性和牙性均呈现Ⅰ类关系的生长趋势，所以Ⅱ期正畸治疗可能仅限于排齐整平牙列。

治疗方案选择

可供家长及患者选择的治疗方案如下：

（1）暂不治疗。
（2）通过对上腭的扩展进行阻断性矫治以纠正后牙反殆，如果必要的话后期将介入综合的正畸治疗。

家长及患者均选择方案（2）。虽然也可以使用其他的例如快速扩弓的固定矫治器，但根据患者的骨骼和牙齿情况，我们将会采用四眼簧扩弓器纠正其反殆和扩展上腭。四眼簧扩弓器除了扩展上腭以外，还可以纠正扭转的上颌磨牙（图1.11和图1.12）。在治疗过程中，我们也会对高角趋势进行评估，如果出现过度的开殆，将会在后期对矫治器进行更换。

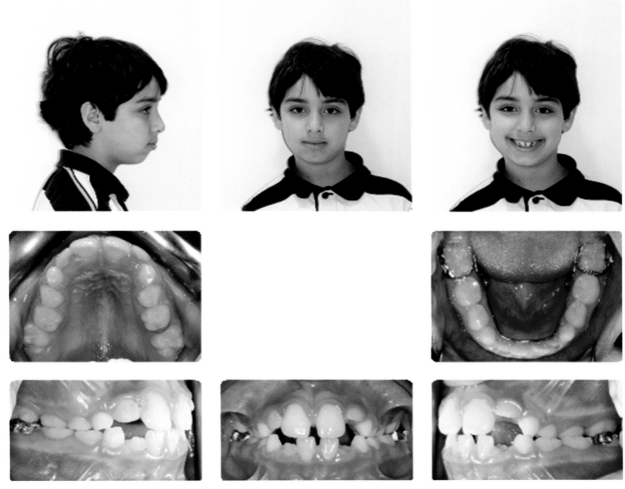

图1.11　治疗前患者的面殆像。

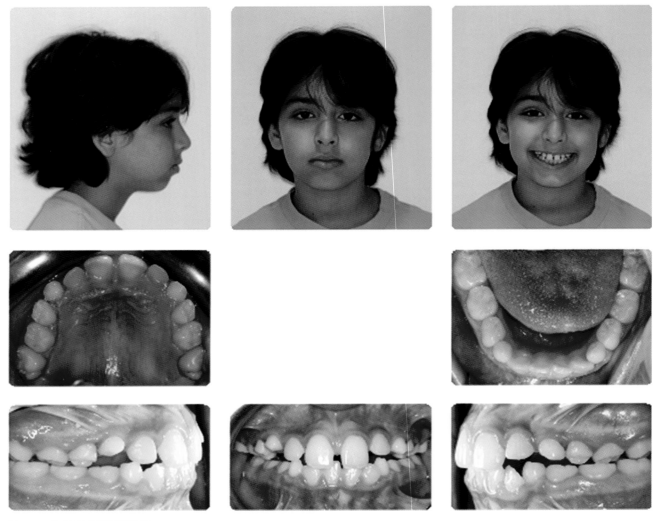

图1.12 治疗后患者的面貌像。

第1次复诊

在分牙圈分牙和iTero扫描制作固定四眼簧扩弓器（图1.13）1周后，上颌第一恒磨牙上带环。四眼簧最初激活（箭头所示）8mm（达到每颗磨牙颊舌侧宽度的1/2）并且用玻璃离子粘接带环。下颌固定舌弓仍然保持在原来的位置（图1.14）。

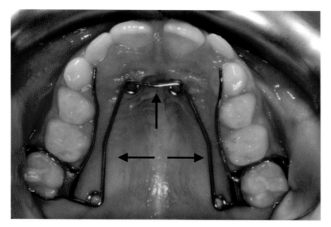

图1.13 口内像上颌殆面观：第1次戴用四眼簧扩弓器。注意前面的中线和横向的激活（箭头所示）。

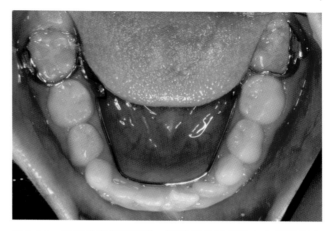

图1.14 口内像下颌殆面观：四眼簧扩弓器粘入上颌牙弓当天。

第2~4次复诊

患者在矫治器第1次激活后连续复诊2个月。每次复诊时，使用三德钳在矫治器中线处和沿着后侧臂处加力；在第1次激活3个月后，上腭的形状已经变成宽大的卵圆形，并且磨牙发生了扭转（图1.15）。只有前面的两个螺旋之间激活，将会导致后部的扩展和上颌磨牙的进一步扭转；因此为了抵消近中舌侧旋转的作用，后面的臂也需要激活，进一步纠正扭转的磨牙。下颌舌弓已经损坏（图1.16），由于仅出现少量明显的拥挤，并且乳牙和继替恒牙的近远中径不同，因此决定不再继续维持下颌牙弓长度。

通过上颌牙弓的扩展和上颌后牙颊向倾斜，纠正反殆并过矫治（图1.17~图1.19）。过矫治可以使横向关系复发时恢复到正常。在矫治过程中覆殆关系没有变为开殆，因此不需要进行开殆的纠正。

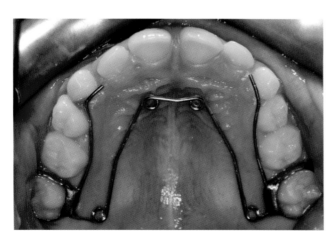

图1.15 口内像上颌殆面观：在第1次激活后第2个月，牙弓形态已经变成卵圆形，并且磨牙已经扭转到正常的位置。

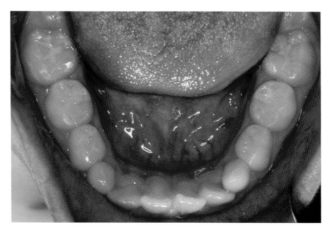

图1.16 口内像下颌殆面观：四眼簧扩弓器激活2个月后，下颌舌弓损坏后拆除。

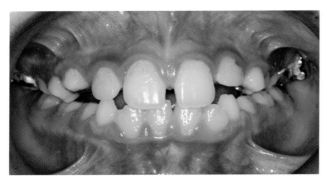

图1.17 口内像正面观：在第1次激活2个月后，反𬌗已经得到了过矫治。

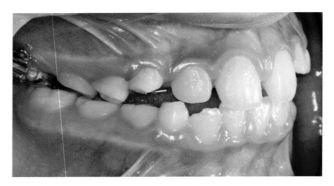

图1.18 口内像右侧观：后牙反𬌗的过矫治。

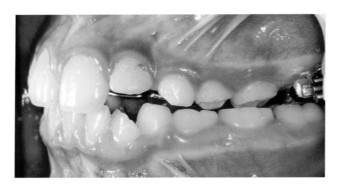

图1.19 口内像左侧观：后牙反𬌗的过矫治。

安装矫治器6个月后

拆除四眼簧扩弓器，已纠正反𬌗（图1.20～图1.24）。扩弓已经达到了过矫治。通过行使功能，横向关系将会恢复到正常。根据中切牙之间牙龈的间隙来衡量增长的宽度，在矫治过程中从35mm扩展到43mm，不需要保持。整个阻断性矫治的时间为6个月。

在去带环这一步之前，拍摄一张治疗中的全景片。该片提示由于上颌恒尖牙萌出角度异常（图1.25），需拔除上颌乳尖牙和第一乳磨牙。拆除矫治器3个月后，咬合稳定在具有正常的横向关系的替牙𬌗位置。

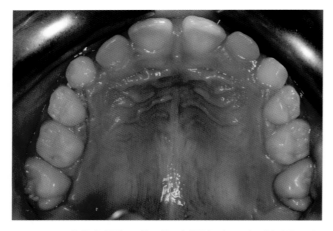

图1.20 口内像上颌𬌗面观：第1次激活6个月后，矫治器已经拆除，过矫治允许复发到正常关系。

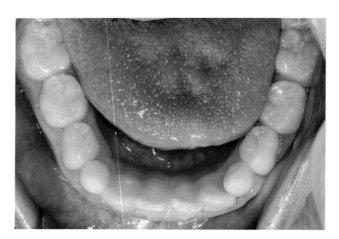

图1.21 口内像下颌𬌗面观：第1次激活6个月后。

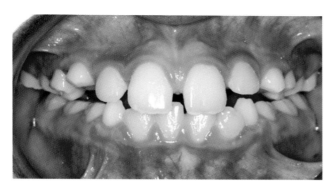

图1.22　口内像正面观：第1次激活6个月后，后牙反殆的过矫治。

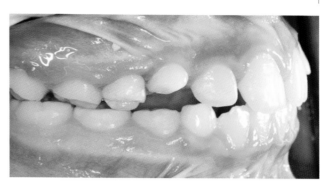

图1.23　口内像右侧观：第1次激活6个月后，后牙反殆的过矫治。

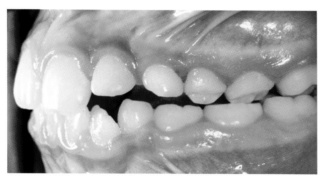

图1.24　口内像左侧观：第1次激活6个月后，后牙反殆的过矫治。

小结

可以通过使用固定或活动矫治器来纠正后牙反殆；其机制可以设计为快速的或慢速的。通常，患者的年龄决定矫治器的选择。替牙殆期的患者能够采用慢速扩弓器，像这个病例中使用的四眼簧扩弓器，它能够逐渐增加向颌骨传递的力值。相反，快速上腭扩弓器更多地用于替牙殆晚期或完全恒牙殆期，需要更大的力量才能够分开上颌骨缝的患者。快速和慢速扩弓器都有扩展骨缝的能力；然而，在快速扩弓中，更

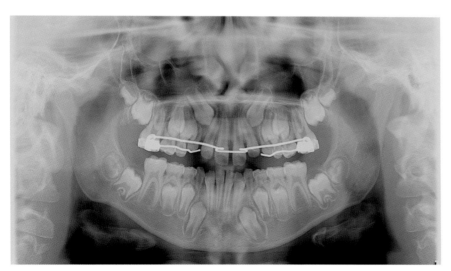

图1.25　全景片：于去带环前拍摄。由于上颌尖牙萌出角度异常，需拔除上颌乳尖牙和第一乳磨牙以帮助它正常萌出。

容易出现间隙，其力量大，治疗持续的时间短，一般为2～3周，而不像四眼簧弓需要几个月。慢速扩弓器更容易发生牙齿的倾斜，但是拆除扩弓器以后，咬合会进行自动调整，此时过矫治的牙齿会因为自行调整而达到比较好的咬合关系。一旦生长结束和骨缝完全融合，后牙反𬌗通常采用手术辅助纠正，经常称作SARPE，是外科手术辅助快速扩弓（surgically assisted rapid palatal expansion）的首字母缩写。

复习题

1　使用什么材料为带环的置入创造空间？

2　四眼簧扩弓器是如何被激活的？

3　在激活期间四眼簧扩弓器传递哪种力值？

4　四眼簧扩弓器是什么形式的上腭扩弓器，慢速的还是快速的，固定的还是活动的？

参考文献

[1] Bell RA, LeCompte EJ. The effects of maxillary expansion using a quad-helix appliance during the deciduous and mixed dentitions. Am J Orthod 79: 152–157, 1981.

[2] Dean, JA, Jones, JE, Vinson, LAW. Managing the developing dentition. In: McDonald and Avery's Dentistry for the Child and Adolescent, 10th edn. Elsevier, St. Louis, MO: Elsevier, 2016; pp. 449–452.

[3] Fields HW, Proffit WR. Treatment of skeletal problems in children and preadolescents. In: Proffit WR, Fields HW, Sarver DM, eds. Contemporary Orthodontics, 5th edn. CV Mosby Co., 2013; pp. 476–480.

[4] Kutin G, Hawes RR. Posterior crossbites in the deciduous and mixed dentitions. Am J Orthod 56: 491–504, 1969.

2

阻断性矫治（替牙殆期）：病例2
Interceptive (Mixed Dentition): Case 2

学习目标

- 对于特殊替牙殆期患者要注意功能性移位的问题
- 治疗目标是纠正后牙反殆，管理前牙间隙

问诊记录

　　家长主诉：女儿存在反殆并且前牙存在间隙，希望这些问题能够在其他问题出现前得到纠正。

- 生长发育阶段：青春期前
- 治疗动机：好
- 全身疾病史：无
- 牙科既往史：定期进行口腔保健
- 家族史：无错殆畸形史
- 不良习惯：无

临床检查

- 唇齿关系（图2.1和图2.2）
  - 息止颌位：切牙暴露4mm
  - 微笑状态：切牙暴露7mm
- 笑线：微笑时无牙龈暴露
- 呼吸方式：鼻呼吸
- 唇部状态：息止颌位时闭合
- 软组织侧貌：直面型
- 鼻唇角：钝角
- 均角型

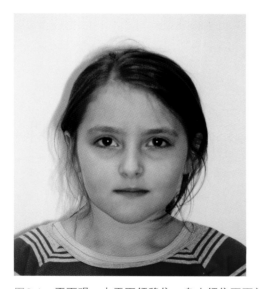

图2.1　正面观：由于下颌移位，息止颌位下面部不对称，卵圆面型。

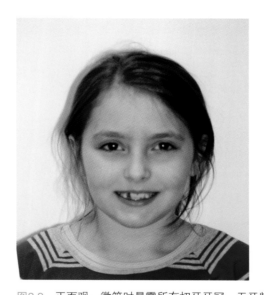

图2.2　正面观：微笑时暴露所有切牙牙冠，无牙龈暴露。

Atlas of Orthodontic Case Reviews, First Edition. Marjan Askari and Stanley A. Alexander.
© 2017 John Wiley & Sons, Inc. Published 2017 by John Wiley & Sons, Inc.

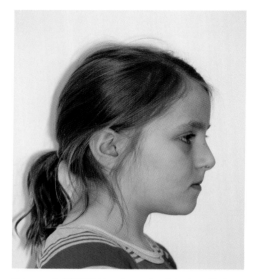

图2.3　右侧侧面观：直面型，鼻唇角为钝角。

牙列情况（图2.4）

- 临床可见牙齿：

6edc1	12cde6
6edc21	1bcde6

- 覆盖：2mm
- 覆𬌗：3mm
- 上中切牙间隙：上颌中线处存在1mm间隙
- 中线：上颌中线与面中线一致，下颌中线由于下颌功能性移位右偏2mm
- 前牙反𬌗：无
- 后牙反𬌗：由于上颌发育不足和下颌功能性移位，右侧后牙反𬌗
- 右侧磨牙关系：混合牙列，存在第二乳磨牙，终末平面为垂直型

- 左侧磨牙关系：存在第二乳磨牙，磨牙为Ⅰ类关系
- 右侧尖牙关系：Ⅱ类
- 左侧尖牙关系：Ⅰ类
- 龋齿：无

右侧颊侧观（图2.5）
- 磨牙关系：替牙𬌗期，存在第二乳磨牙，终末平面为垂直型
- 尖牙关系：Ⅱ类
- Spee曲线：平坦
- 反𬌗：后牙反𬌗
- 龋齿：无

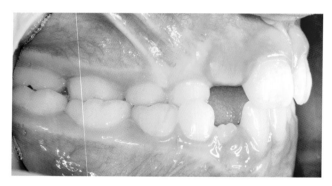

图2.5　口内像右侧观：后牙反𬌗。

左侧颊侧观（图2.6）
- 磨牙关系：存在第二乳磨牙，Ⅰ类
- 尖牙关系：Ⅰ类
- Spee曲线：平坦
- 反𬌗：由于下颌向右功能性移位，不存在反𬌗
- 龋齿：无

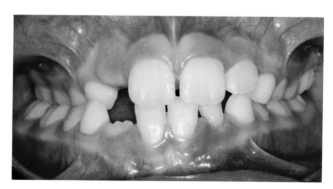

图2.4　口内像正面观：下颌中线由于功能性移位右偏。

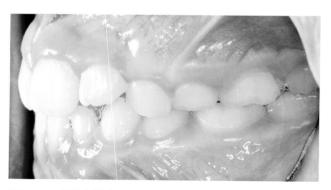

图2.6　口内像左侧观：后牙覆盖正常。

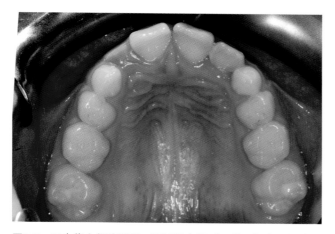

图2.7 口内像上颌殆面观：牙弓呈尖圆形，第一恒磨牙扭转。

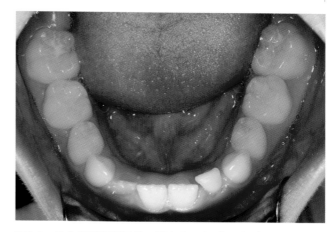

图2.8 口内像下颌殆面观：牙弓呈U形，切牙轻度扭转。

上颌牙弓（图2.7）

- 呈尖圆形，无拥挤，第一恒磨牙扭转
- 龋齿：无

下颌牙弓（图2.8）

- 呈U形
- 切牙轻度扭转
- 龋齿：无

功能检查

- 下颌能够进行正常范围内的开闭口运动、侧方运动、前伸运动；运动过程中无疼痛
- 正中关系位–正中殆位（CR–CO）：一致
- 替牙殆早期，第二恒磨牙正在发育（图2.9）
- 牙根长度及牙周组织正常
- 髁突形态正常

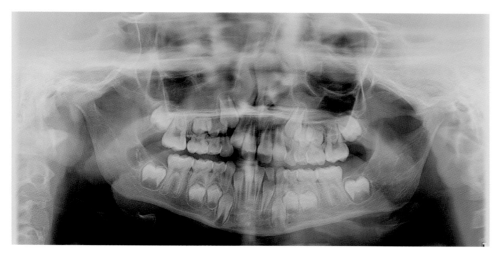

图2.9 全景片：替牙殆早期，第二恒磨牙正在发育。

诊断和治疗计划

患者为替牙殆早期，骨性Ⅰ类关系和牙性Ⅰ类关系（图2.10；表2.1和表2.2）。进行阻断性矫治纠正后牙反殆，关闭前牙间隙，治疗仅限于上颌牙弓。

上颌第一恒磨牙放置带环，焊接四眼簧扩弓器。纠正磨牙的扭转及后牙反殆。后牙反殆纠正后在上颌切牙粘接托槽，并用弓丝和橡皮链关闭前牙间隙。治疗结束后是否戴用保持器取决于治疗时间长短和治疗结束时患者的年龄。

如前所述，由于临床检查和患者自身年龄原因并未拍摄头颅正位片为全面诊断提供辅助参考。

表2.1　主要的头影测量分析值

	标准值	治疗前
SNA	80°	82.2°
SNB	78°	80.1°
ANB	2°	+2.1°
WITS 值	−1 ~ +1 mm	−0.9 mm
FMA	21°	21.4°
SN–GoGn	32°	29.3°
U1–SN	105°	107.8°
L1–GoGn	95°	87.4°
软组织		
下唇–E线	−2 mm	−2.8 mm
上唇–E线	−1.6 mm	−4.3 mm

SNA，蝶鞍点–鼻根点–上牙槽嵴点；SNB，蝶鞍点–鼻根点–下牙槽嵴点；ANB，上牙槽嵴点–鼻根点–下牙槽嵴点；FMA，下颌平面角；SN–GoGn，前颅底平面–下颌平面角；U1–SN，上中切牙长轴与前颅底平面的交角；L1–GoGn，下中切牙长轴与下颌平面的交角。

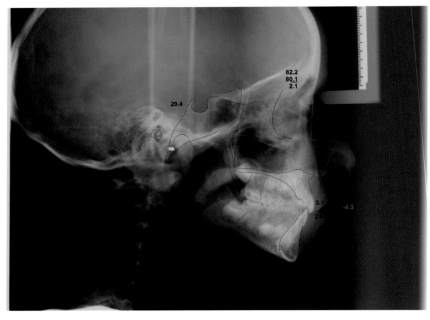

图2.10　数字化头颅侧位片：患者为骨性和牙性Ⅰ类关系，均角型。

表2.2　患者三维方向关系问题列表

	横向	矢状向	垂直向
软组织	正常	直面型：鼻唇角为钝角	均角型
上下牙列	双侧后牙反殆，由于下颌骨功能性移位表现为单侧后牙反殆；上颌中线处存在间隙	替牙殆期，磨牙关系为Ⅰ类，左侧尖牙关系为Ⅰ类，右侧尖牙关系为Ⅱ类	覆殆3mm
上下颌骨	上颌骨横向发育不足	Ⅰ类	均角型

治疗目标

患者的主诉可以通过纠正后牙反殆，关闭前牙间隙解决。Ⅰ期治疗完成后，每年对患者进行评估以便Ⅱ期正畸治疗。由于该患者骨性和牙性呈现Ⅰ类关系的生长趋势，所以Ⅱ期正畸治疗可能仅限于排齐整平牙列。

治疗方案选择

可供家长及患者选择的治疗方案如下：

（1）暂不治疗，替牙殆晚期或恒牙殆期再进行治疗。

（2）进行阻断性矫治，纠正后牙反殆，关闭前牙间隙（图2.11和图2.12）。

家长及患者选择方案（2），基于患者年龄及发育状况，选择使用四眼簧扩弓矫治器纠正后牙反殆。四眼簧具有更大的加力范围和更好的弹性，因此能使移动变得轻柔，但同时强度降低可能导致其发挥作用期间更易损坏，四眼簧扩弓器同时也能纠正上颌第一恒磨牙的扭转（图2.7），上中切牙间隙可以通过2×4矫治系统关闭（上颌磨牙上带环，上颌4颗切牙粘接托槽）。

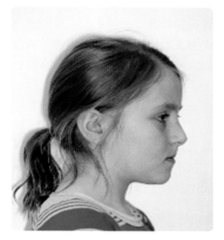
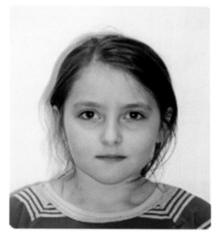
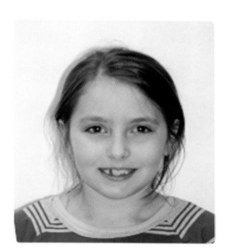
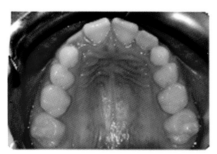
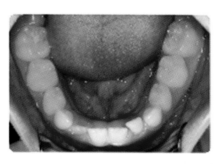
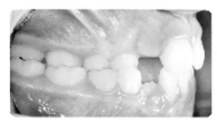
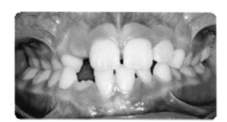
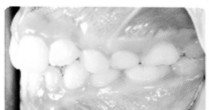

图2.11　治疗前患者的面殆像。

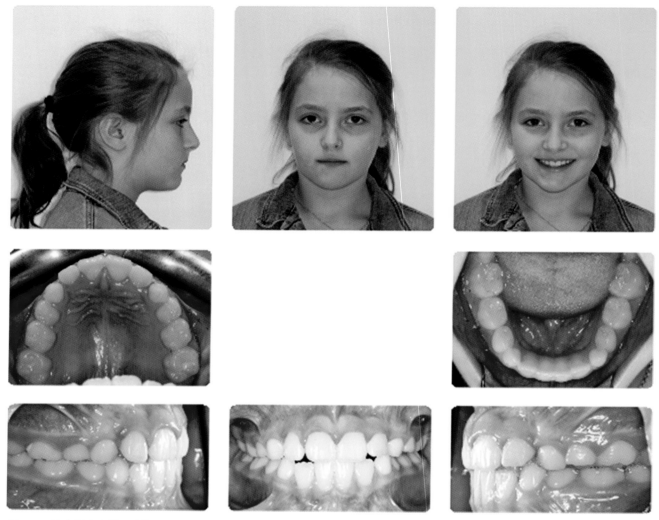

图2.12　治疗后患者的面𬌗像。

第1次复诊

复诊前1周，在上颌第一恒磨牙近中放置分牙圈，并对上颌牙列进行口内扫描，制作四眼簧扩弓器。四眼簧扩弓器制备完成后，将其激活8mm后焊接在带环上，用玻璃离子粘接带环（图2.13）。

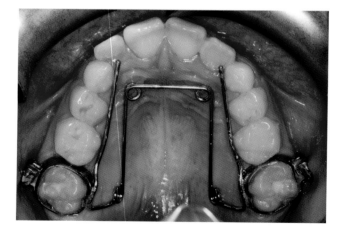

图2.13　口内像上颌𬌗面观：第1次戴用四眼簧扩弓器，激活8mm。

第2次复诊

　　患者于矫治器初次激活8周后进行复诊，后牙反殆已经纠正，上下牙弓具有正常的横向关系（图2.14和图2.15）。由于进行了扩弓，牙弓形态由卵圆形转变为较宽的U形。扩弓器的侧臂开始向腭黏膜内嵌入。将扩弓器侧臂剪短进行第2次加力使上颌骨得到20%的过度扩展，并使上颌磨牙进行远中颊向的扭转。

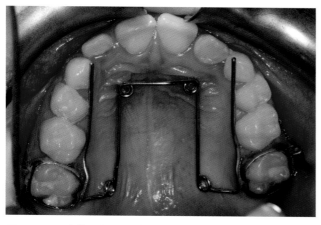

图2.14　口内像上颌殆面观：扩弓器激活8周后，牙弓形态由卵圆形转变为较宽的U形。

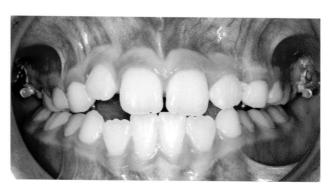

图2.15　口内像正面观：治疗8周后的牙列，显示上下牙列的横向关系得到了改善，下颌功能性移位纠正。

第3次复诊

　　在矫治器进行固定和加力的12周内，反殆得到了过矫治，磨牙的扭转得以纠正（图2.16～图2.19）。由于矫治器侧臂经常嵌入腭黏膜而将其拆除。

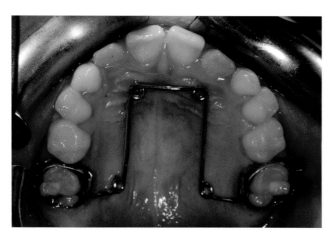

图2.16　口内像上颌殆面观：扩弓器加力后12周，反殆得到了过矫治，磨牙的扭转得以纠正，由于矫治器侧臂嵌入腭黏膜而将其去除。

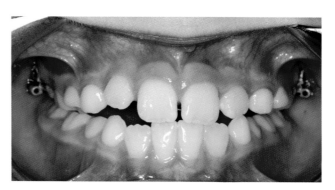

图2.17　口内像正面观：治疗12周后，反殆纠正并过矫治，下颌功能性移位纠正。

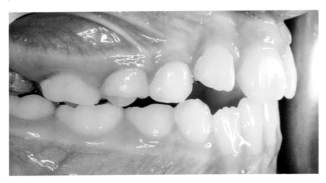

图2.18 口内像右侧观：反𬌗纠正并过矫治。

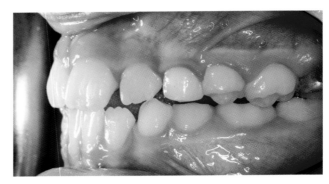

图2.19 口内像左侧观：反𬌗纠正并过矫治。

第4次复诊

维持扩弓的过矫治状态。将上颌切牙进行托槽粘接，使用0.016镍钛丝进行牙列整平和中切牙间隙的初步关闭（图2.20和图2.21）。

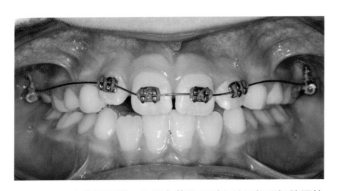

图2.20 口内像正面观：为排齐整平牙列和关闭切牙间隙而粘接托槽。

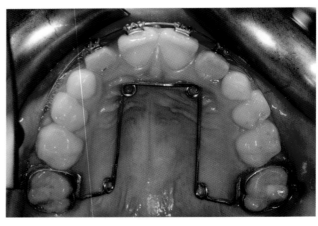

图2.21 口内像上颌𬌗面观：初步整平牙列，关闭切牙间隙时依旧戴用扩弓器。

第5次复诊

在四眼簧扩弓器戴用20周后将其拆除，维持反𬌗的过矫治状态。将0.018×0.025镍钛丝放置上颌切牙托槽内，使用橡皮链滑动关闭切牙剩余的间隙（图2.22和图2.23）。

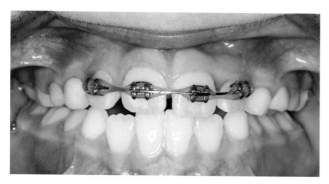

图2.22　口内像正面观：切牙放置0.018×0.025镍钛丝并用橡皮链关闭间隙。

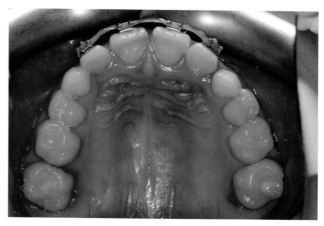

图2.23　口内像上颌殆面观：切牙放置0.018×0.025镍钛丝并用橡皮链关闭间隙，四眼簧扩弓器已在戴用20周后拆除。

期治疗结束

开始治疗24周后，拆除患者矫治器，进行临床拍照和全景片拍摄（图2.24～图2.32）。患者后牙反殆得以纠正，前牙间隙得以关闭。面部特征维持不变。

全景片（图2.32）显示其发育情况良好，戴用扩弓器和局部固定矫治并未对其造成医源性损伤。患者未佩戴保持器。每年对患者进行回访以评估接下来患者所需要的治疗。

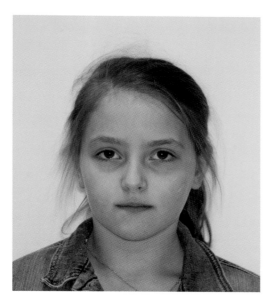

图2.24　正面观：24周矫治结束后，注意对比治疗前后患者面部对称性。

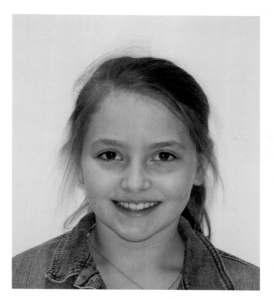

图2.25　正面观：治疗结束后微笑像，注意解除下颌功能性移位后其面部的对称性和协调性。

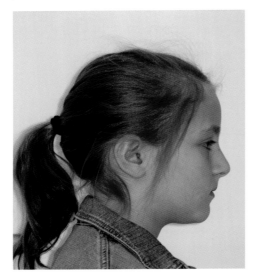

图2.26 右侧侧面观：治疗后患者右侧侧貌显示为协调的直面型。

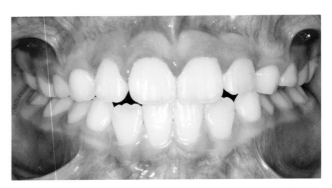

图2.27 口内像正面观：治疗后牙列前面观显示反𬌗已纠正，间隙已关闭，并且下颌功能性移位已解除。

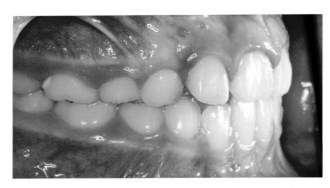

图2.28 口内像右侧观：治疗后，显示患者上下牙列具有正常的横向关系。

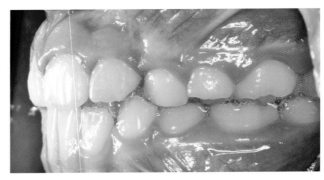

图2.29 口内像左侧观：治疗后，显示患者上下牙列具有正常的横向关系。

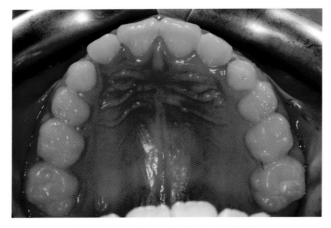

图2.30 口内像上颌𬌗面观：治疗后，上颌牙弓呈较宽的U形。

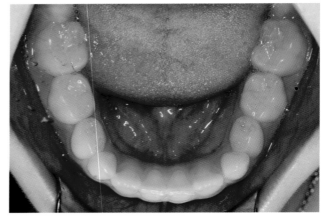

图2.31 口内像下颌𬌗面观：治疗后，下颌牙弓呈U形。

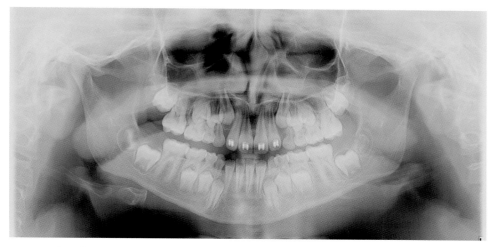

图2.32　全景片：治疗后，患者发育情况良好，治疗未对其造成医源性损伤。

小结

阻断性矫治和Ⅰ期治疗的概念容易被混淆。在这个病例中，后牙反𬌗被纠正，前牙间隙关闭。多数情况下，关闭间隙不被归纳到阻断性矫治范围内，其只是治疗中根据患者需求所提供附加效果。

复习题

1　本例中的四眼簧扩弓器有哪两种正畸功能？

2　四眼簧扩弓器中四眼簧的机械性能使其施力有怎样的特点？

3　本例患者是如何关闭间隙的？

参考文献

[1] Bell RA, LeCompte EJ. The effects of maxillary expansion using a quad-helix appliance during the deciduous and mixed dentitions. Am J Orthod 79: 152–157, 1981.

[2] Bishara SE, Staley RN. Maxillary expansion: clinical implications. Am J Orthod Dentofac Orthop 91(1): 3–14, 1987.

[3] Dean, JA, Jones, JE, Vinson, LAW. Managing the developing dentition. In: McDonald and Avery's Dentistry for the Child and Adolescent, 10th edn. Elsevier, St. Louis, MO: Elsevier, 2016; pp. 449–452.

[4] Germa A, Clement C, Weissenbach M et al. Early risk factors for posterior crossbite and anterior open bite in the primary dentition. Angle Orthod 86 (5): 832–838, 2016.

[5] Proffit WR. Contemporary Orthodontics, 5th edn. CV Mosby Co., 2013; pp. 476–480.

3

骨性 Ⅲ 类、牙性 Ⅰ 类伴前牙区及后牙区局部反𬌗的病例：Ⅰ期治疗
Class III Skeletal and Class I Dental with Posterior and Anterior Crossbites: Phase I Treatment

---
学习目标

- 应用快速扩弓器纠正反𬌗
- 前方牵引器在 Ⅲ 类早期治疗中的应用

问诊记录

　　患者为8岁男性，前牙反𬌗。

- 生长发育阶段：青春期前
- 治疗动机：一般
- 全身疾病史：心律失常；无须用药
- 牙科既往史：由一位全科口腔医生进行常规诊疗
- 家族史：父母曾因错𬌗畸形接受拔牙矫治；母亲表现为 Ⅲ 类错𬌗趋势
- 不良习惯：无
- 面型：卵圆面型，宽度适中，左右不对称
- 面部比例：正常，垂直向表现为高角

临床检查

- 唇齿关系（图3.1和图3.2）
  - 息止颌位：切牙暴露3mm，唇部肌力正常
  - 微笑状态：切牙暴露10mm，牙龈暴露1mm
- 呼吸方式：鼻呼吸
- 唇部状态：息止颌位时上下唇微张，但唇部肌力正常
- 软组织侧貌：直面型（图3.3）
- 鼻唇角：钝角
- 高角型

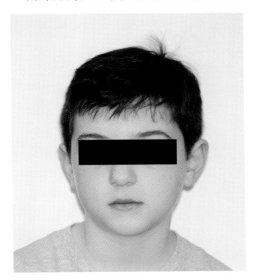

图3.1　正面观：息止颌位时面部左右不对称。

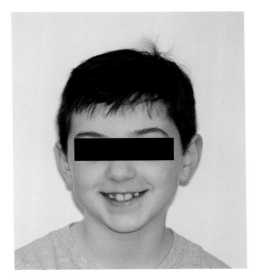

图3.2　正面观：微笑时牙龈暴露1mm。

Atlas of Orthodontic Case Reviews, First Edition. Marjan Askari and Stanley A. Alexander.
© 2017 John Wiley & Sons, Inc. Published 2017 by John Wiley & Sons, Inc.

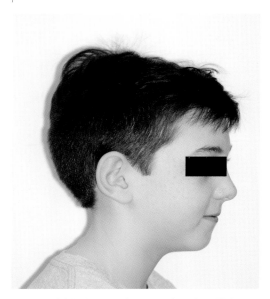

图3.3 右侧侧面观：直面型；鼻唇角为钝角；下颌平面角较陡。

牙列情况（图3.4）

- 临床可见牙齿：

6edc21	12cde6
6edc21	12cde6

- 覆盖：1mm
- 覆𬌗：1mm
- 上中切牙间隙：2mm
- 中线：上颌中线与面中线一致，下颌中线右偏2mm

右侧颊侧观（图3.5）

- 磨牙关系：相差1/4牙尖，Ⅱ类关系
- 尖牙关系：Ⅰ类
- Spee曲线：平坦
- 反𬌗：后牙局部及侧切牙反𬌗
- 龋齿：无

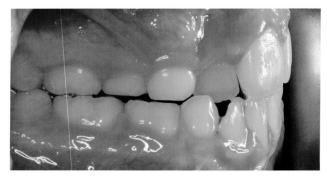

图3.5 口内像右侧观：替牙𬌗期的磨牙尖对尖关系，后牙局部反𬌗，侧切牙反𬌗。

左侧颊侧观（图3.6）

- 磨牙关系：Ⅰ类
- 尖牙关系：Ⅲ类
- Spee曲线：平坦
- 反𬌗：侧切牙反𬌗
- 龋齿：无

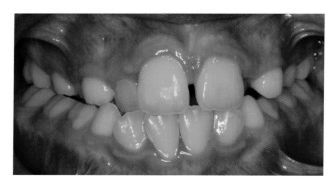

图3.4 口内像正面观：上颌中线与面中线一致，下颌中线由于功能性移位右偏2mm。

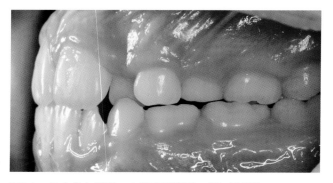

图3.6 口内像左侧观：Ⅰ类磨牙关系，侧切牙反𬌗。

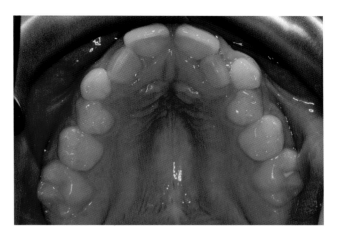

图3.7 口内像上颌𬌗面观：上颌牙弓狭窄，呈尖圆形、U形，侧切牙舌侧位。

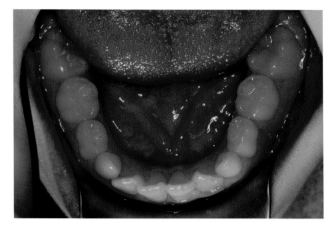

图3.8 口内像下颌𬌗面观：下颌牙弓较宽，呈U形。

上颌牙弓（图3.7）

- 狭窄，呈尖圆形、U形，对称，伴有拥挤
- 龋齿：无

下颌牙弓（图3.8）

- 较宽，呈U形，伴前牙区拥挤
- 龋齿：无

功能检查

- 最大开口度=35mm
- 正中关系位–正中𬌗位（CR–CO）：2mm
- 最大前伸侧方运动：右侧=6mm；左侧=5mm；前伸=5mm
- 颞下颌关节触诊：正常，无疼痛，无摩擦音
- 替牙列早期可见第二、第三恒磨牙牙胚（图3.9）
- 牙根长度及牙周组织正常
- 髁突形态正常

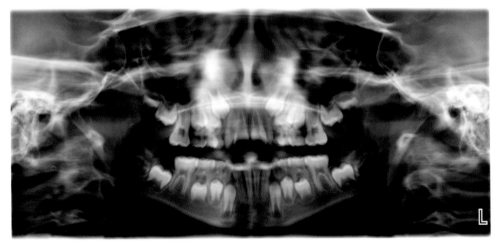

图3.9 全景片：替牙𬌗早期，可见第二、第三恒磨牙牙胚。

诊断和治疗计划

患者为替牙殆早期安氏Ⅰ类错殆畸形，有骨性Ⅲ类趋势，伴有后牙及前牙局部反殆（图3.10；表3.1和表3.2）。在此阶段，任何正畸干预均为阻断性矫治。

矫治计划包括快速扩弓，利用固定矫治器及反向牵引面具进行前牙的排齐以及局部反殆的纠正。本阶段矫治结束后，记录患者情况，随时监控患者的生长发育。

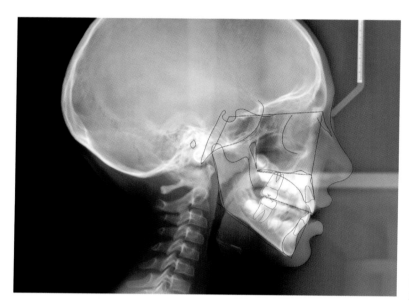

图3.10　数字化头颅侧位片：患者为骨性Ⅲ类，高角型，切牙直立。

表3.1　主要的头影测量分析值

	标准值	治疗前
SNA	80°	78.6°
SNB	78°	75.9°
ANB	2°	+2.7°
WITS 值	−1 ~ +1 mm	−6.4 mm
FMA	21°	30.2°
SN–GoGn	32°	41.4°
U1–SN	105°	97.4°
L1–GoGn	95°	85.5°
软组织		
下唇–E线	−2 mm	+0.4 mm
上唇–E线	−1.6 mm	−3.5 mm

SNA，蝶鞍点–鼻根点–上牙槽嵴点；SNB，蝶鞍点–鼻根点–下牙槽嵴点；ANB，上牙槽嵴点–鼻根点–下牙槽嵴点；FMA，下颌平面角；SN–GoGn，前颅底平面–下颌平面角；U1–SN，上中切牙长轴与前颅底平面的交角；L1–GoGn，下中切牙长轴与下颌平面的交角。

表3.2　患者三维方向关系问题列表

	横向	矢状向	垂直向
软组织	狭窄，不对称	直面型；鼻唇角为钝角	高角型
上下牙列	中度牙列拥挤；后牙局部反殆	替牙殆早期；安氏Ⅰ类伴侧切牙反殆	覆殆1mm
上下颌骨	狭窄，不对称	Ⅲ类	高角型

治疗目标

纠正反殆，排齐前牙。应用快速扩弓器使上颌前移，从而避免患者发展为骨性 Ⅲ 类错殆畸形。在此阶段应用前方牵引器也有助于上颌骨改变矢状向位置，但应考虑患者的依从性。

治疗方案选择

可供家长及患者选择的治疗方案如下：

（1）暂不治疗。不推荐选择，因为牙列中的反殆不会自动解除，并会对牙颌正常生长发育产生干扰。
（2）快速扩弓（Hyrax矫治器）+固定矫治器排齐前牙。
（3）结合方案（2）同时使用前方牵引器，并加强患者对治疗的依从性（图3.11和图3.12）。

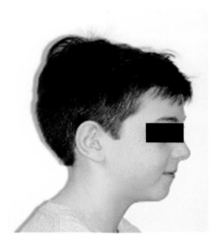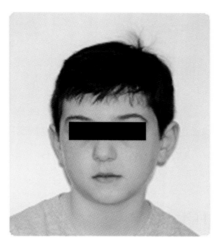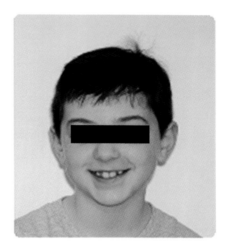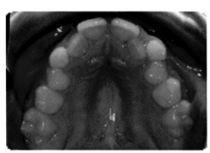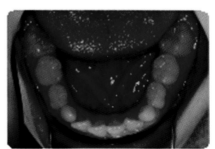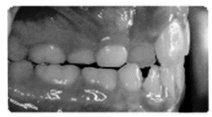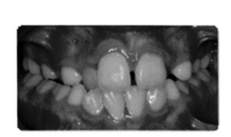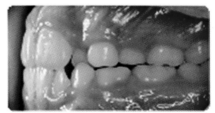

图3.11 治疗前患者的面殆像。

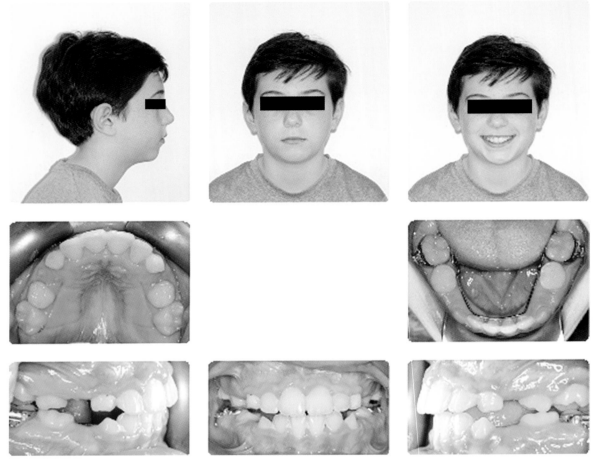

图3.12 患者的面𬌗像：Ⅰ期治疗后。

第1次复诊

在复诊前4周，使用口内扫描系统辅助设计制作上颌快速扩弓器及前方牵引器在口内的牵引钩，复诊前1周，置分牙圈分离上颌磨牙。复诊当天，使用玻璃离子将固定快速扩弓器粘接在上颌（图3.13～图3.17），并粘接上颌切牙固定矫治装置；扩弓器在复诊当天旋转2次，接下来的2周时间内每天旋转1次。

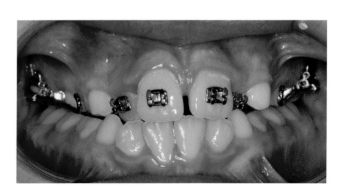

图3.13 口内像正面观：粘接上颌扩弓器及前牙托槽。

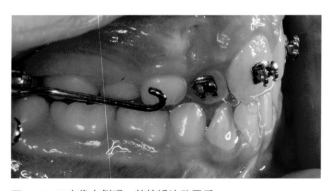

图3.14 口内像右侧观：粘接矫治装置后。

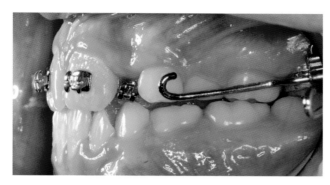

图3.15 口内像左侧观：粘接矫治装置后。

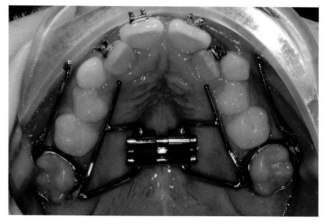

图3.16 口内像上颌𬌗面观：粘接矫治装置后，扩弓器被激活前。

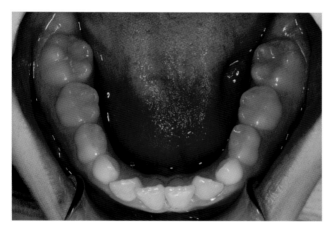

图3.17 口内像下颌𬌗面观：粘接矫治装置后，扩弓器被激活前。

第2次复诊

距离第1次正式复诊2周后，上颌右侧切牙托槽丢失，扩弓暂停，上颌放置0.016镍钛丝，双侧中切牙放置橡皮链关闭间隙（图3.18～图3.21），为了防止中切牙在关闭间隙的过程中发生扭转，橡皮链只挂在双侧中切牙的近中翼。牙齿平移过程中，其旋转中心远中的力会使其产生扭转这一副作用。

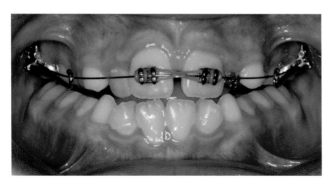

图3.18 口内像正面观：上颌放置0.016镍钛丝，双侧中切牙放置橡皮链。

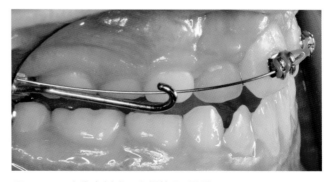

图3.19 口内像右侧观：上颌扩弓2周后。

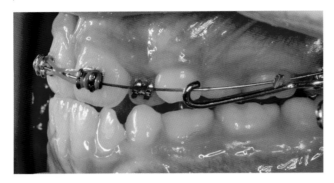

图3.20　口内像左侧观：上颌扩弓2周后。

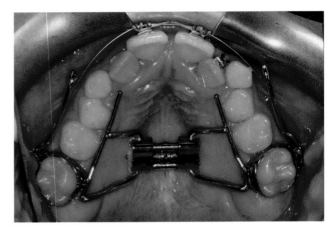

图3.21　口内像上颌𬌗面观：扩弓器激活2周后。

第3次复诊

　　3周后，粘接上颌乳尖牙及右侧侧切牙托槽并放置0.016镍钛丝，此时上颌中切牙间隙已关闭（图3.22～图3.25）。

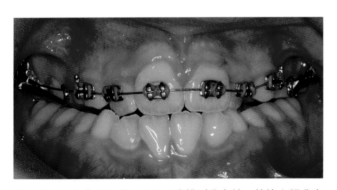

图3.22　口内像正面观：为了牙齿排列稳定性，粘接上颌乳尖牙及右侧侧切牙托槽。

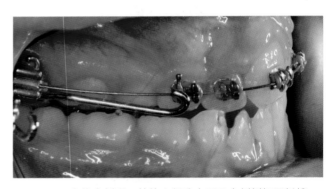

图3.23　口内像右侧观：粘接上颌乳尖牙及右侧侧切牙托槽。

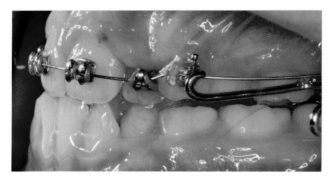

图3.24　口内像左侧观：上颌乳尖牙粘接托槽。

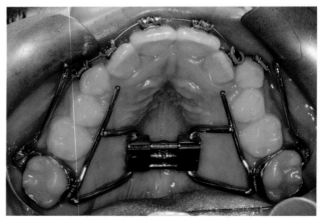

图3.25　口内像上颌𬌗面观：上颌扩弓结束及上颌乳尖牙粘接托槽。

第4次复诊

6周后，开始佩戴前方牵引器，按要求每天佩戴 14小时（橡皮圈：1/2″，14oz），并嘱其继续扩弓1周，每天旋转1次，以稳固扩弓效果（图3.26～图3.31）。

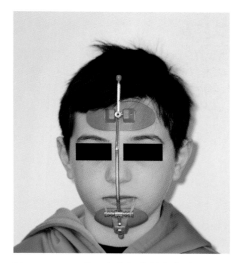

图3.26　正面观：患者佩戴前方牵引器。

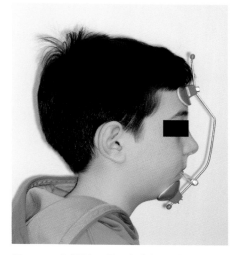

图3.27　右侧侧面观：患者佩戴前方牵引器，可见前牵引的橡皮圈牵引方向向前下。

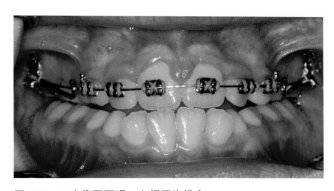

图3.28　口内像正面观：上颌牙齿排齐。

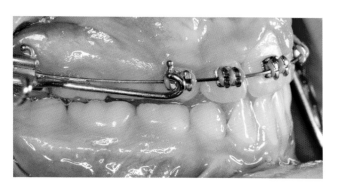

图3.29　口内像右侧观：上颌牙齿排齐后，佩戴前方牵引器当天。

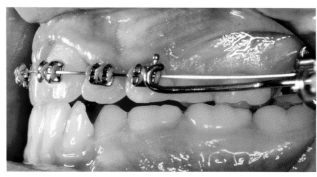

图3.30　口内像左侧观：上颌牙齿排齐后，佩戴前方牵引器当天。

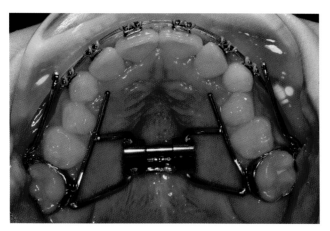

图3.31　口内像上颌𬌗面观：佩戴前方牵引器当天。

第5次复诊

4周后，上颌弓丝更换为0.016×0.022镍钛丝，上颌前牙区放置橡皮链关闭由于扩弓产生的散在间隙。患者每天只佩戴前方牵引器8小时，要求家长及患者积极配合每天佩戴14小时（图3.32～图3.35）。

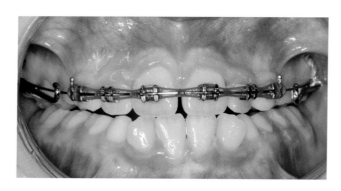

图3.32 口内像正面观：上颌更换为0.016×0.022镍钛丝，覆𬌗覆盖有改善，橡皮链关闭间隙。

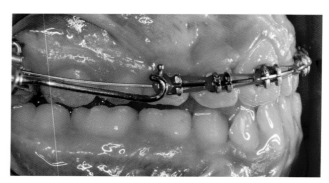

图3.33 口内像右侧观：上颌更换为0.016×0.022镍钛丝。

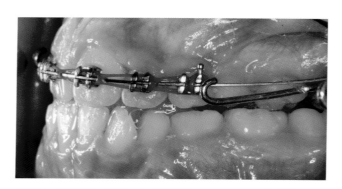

图3.34 口内像左侧观：上颌更换为0.016×0.022镍钛丝。

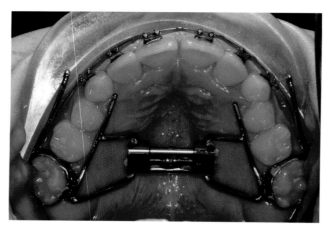

图3.35 口内像上颌𬌗面观：上颌牙列排齐及扩宽的上颌牙弓。

第6次复诊

4周后，上颌前牙区放置新链防止再出现散在间隙（图3.36和图3.37）。由于家长没有充分理解前方牵引器的效用，认为很难以接受，遂对其进一步详细解释前方牵引器对生长发育的影响，并给一包橡皮圈（1/2″，14oz）。

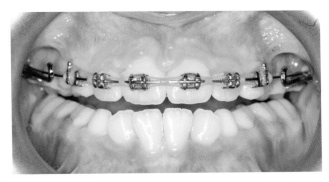

图3.36 口内像正面观：佩戴上颌扩弓器，可见上颌第一恒磨牙腭尖与下颌磨牙的早接触导致开𬌗。

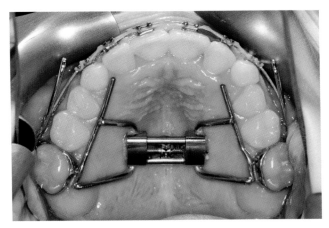

图3.37 口内像上颌𬌗面观：佩戴前方牵引器再扩弓4周后。

第7、8次复诊

5周后，在下颌磨牙置分牙圈，上下颌第一乳磨牙已拔除，用口内扫描系统记录并设计下颌舌弓。2周后，使用玻璃离子粘接下颌舌弓并粘接下颌切牙0.018托槽（图3.38～图3.42），此次复诊下颌不置弓丝，上颌前牙区继续放置橡皮链，患者未带来前牵引装置，嘱每天佩戴14小时。

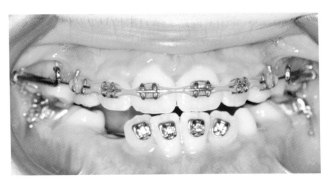

图3.38 口内像正面观：上颌前牙区放置橡皮链关闭间隙，下颌第一乳磨牙已拔除。

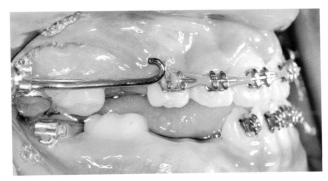

图3.39 口内像右侧观：上颌牙弓宽度的过矫治及下颌右侧第一乳磨牙的拔牙位。

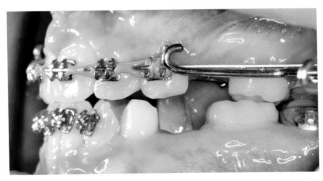

图3.40 口内像左侧观：上颌牙弓宽度的过矫治及下颌左侧第一乳磨牙的拔牙位。

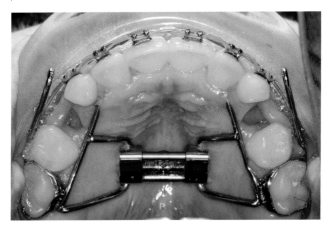

图3.41 口内像上颌𬌗面观：上颌宽度过度纠正及上颌第一乳磨牙拔牙位。

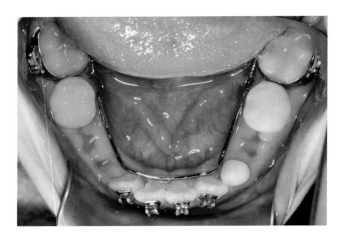

图3.42 口内像下颌𬌗面观：粘接下颌舌弓后。

第9、10次复诊

4周后，下颌放置0.016镍钛丝，上颌前牙区继续放置橡皮链，患者家长告知每天佩戴前方牵引器10小时，再次嘱患者每天佩戴前牵引器14小时以实现颌骨生长改良的目标。复诊时将上颌扩弓器回旋4圈以改善上颌过度扩弓造成的后牙区过大覆盖（图3.43～图3.45）。

4周后，再次回旋扩弓器4圈纠正后牙过大覆盖。

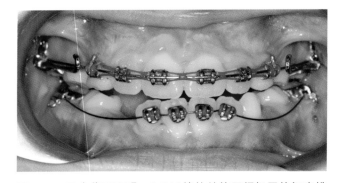

图3.43 口内像正面观：0.016镍钛丝的下颌切牙的初步排齐。

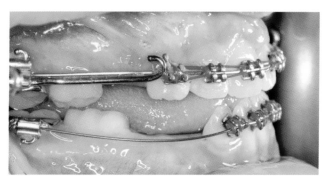

图3.44 口内像右侧观：排齐的下颌切牙。

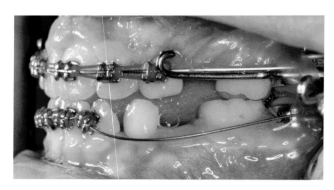

图3.45 口内像左侧观：排齐的下颌切牙。

第11次复诊

　　6周后，下颌更换为0.016×0.022镍钛丝，拍阶段全景片，全景片显示下颌切牙排齐，第二前磨牙几近脱落，考虑到扩弓器前臂对腭部黏膜的压迫，磨除了扩弓器前臂，为纠正后牙的过大覆盖继续回旋扩弓器6次，上颌前牙区换新链（图3.46～图3.49）。

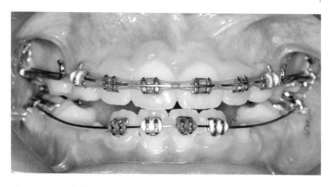

图3.46　口内像正面观：下颌更换为0.016×0.022镍钛丝，注意下颌切牙在换丝前的排齐状态。

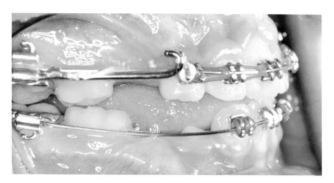

图3.47　口内像右侧观：下颌更换为0.016×0.022镍钛丝。

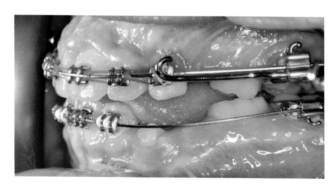

图3.48　口内像左侧观：下颌更换为0.016×0.022镍钛丝。

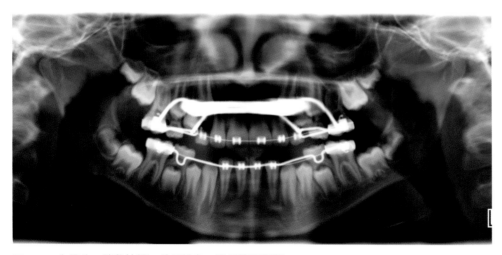

图3.49　全景片：阶段拍摄，前牙排齐，乳牙接近脱落。

第12次复诊

7周后，磨牙区正锁𬌗纠正，由于上颌乳尖牙松动，仅上颌切牙区放置橡皮链（图3.50~图3.54）。准备下次口内扫描设计制作上颌Hawley保持器，并去除下颌舌弓之外的全部矫治装置。虽没有充分利用前牵引装置，但弓丝有效地改善了上下颌覆盖关系，因此决定结束Ⅰ期治疗。

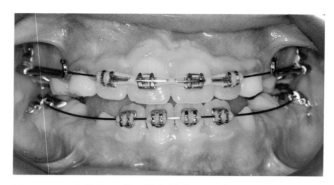

图3.50　口内像正面观：排齐的前牙及过矫治的上颌牙弓宽度，复发过程中达到理想宽度。

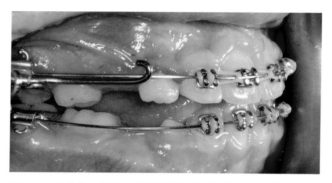

图3.51　口内像右侧观：合理范围内的对上颌牙弓宽度过矫治。

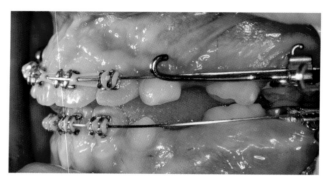

图3.52　口内像左侧观：合理范围内的对上颌牙弓宽度过矫治。

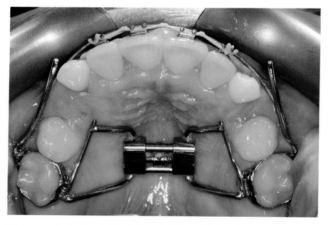

图3.53　口内像上颌𬌗面观：上颌前牙排齐，扩弓器前臂已去除。

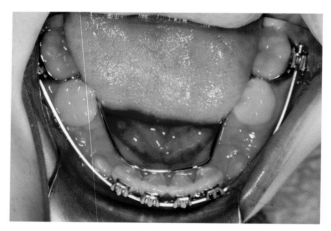

图3.54　口内像下颌𬌗面观：排齐的前牙及舌弓。

第13次复诊

去除下颌舌弓之外的矫治装置，拍头颅侧位片，戴Hawley保持器，且适当去除保持器腭侧树脂，允许上颌磨牙向腭侧的适当复发。嘱患者1个月后复诊观察，3个月后复诊检查下颌舌弓及拔除第二乳磨牙的时机。

由于对于骨性Ⅲ类趋势的过矫治，患者的磨牙

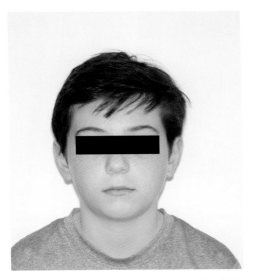

图3.55 正面观：Ⅰ期治疗结束后，面部对称，卵圆面型。

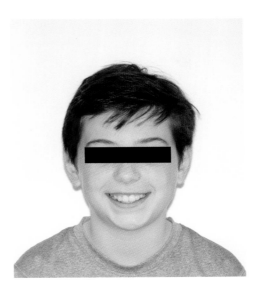

图3.56 正面观：Ⅰ期治疗结束后微笑像。

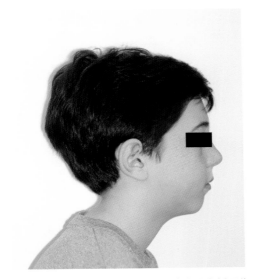

图3.57 右侧侧面观：Ⅰ期治疗结束后右侧面像，凸面型。

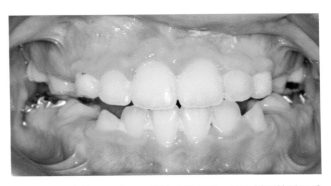

图3.58 口内像正面观：Ⅰ期治疗结束后，可见纠正的后牙反𬌗及正常的覆𬌗覆盖。

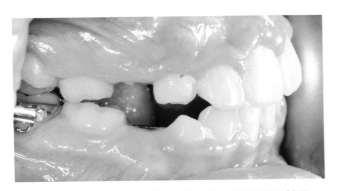

图3.59 口内像右侧观：Ⅰ期治疗结束后，后牙反𬌗已纠正。

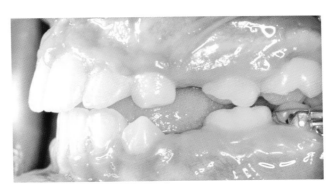

图3.60 口内像左侧观：Ⅰ期治疗结束后，后牙反𬌗已纠正。

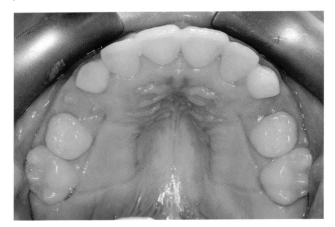

图3.61 口内像上颌𬌗面观：上颌牙弓呈较宽的U形。

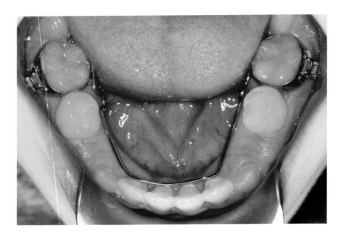

图3.62 口内像下颌𬌗面观：下颌舌弓。

关系呈现为远中尖对尖的Ⅱ类关系，下颌舌弓将为下颌即将萌出的牙齿维持下牙弓间隙（图3.55～图3.62）。综合正畸治疗将在剩余乳牙脱落后开始。Ⅰ期治疗共耗时13个月，头影测量数据及重叠图提示本阶段治疗中仅有少量的生长发育［图3.63和图3.64

（治疗前，黑色；治疗中，绿色）］。由于前牵引装置的使用及上颌切牙的唇倾，上颌轻微前移，形成了微凸的侧貌。局部重叠图提示得益于快速扩弓器及下颌舌弓的使用，后牙支抗在矫治过程中保持稳定。微小的上颌切牙回收量通过前牙放置橡皮链实现。

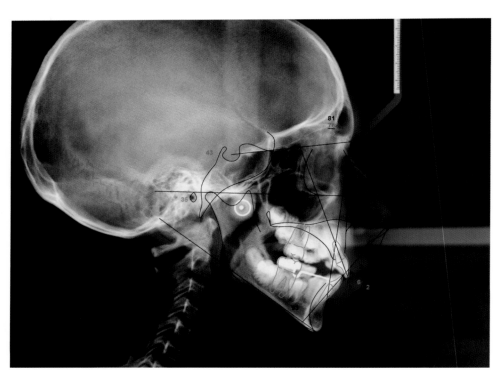

图3.63 数字化头颅侧位片：Ⅰ期治疗结束时，显示正常的覆𬌗覆盖，上下颌骨骨性关系有所改善，切牙角度有所改善，侧貌微凸。

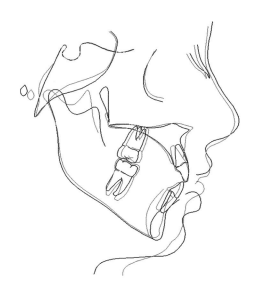
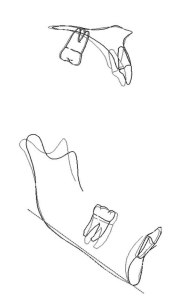

图3.64 整体和局部头影重叠图（治疗前，黑色；治疗中，绿色）：提示有少量的生长发育，但上颌骨前移是前牵引装置的效果，重叠图显示上下颌切牙均有轻微回收，为关闭间隙过程中前牙放置橡皮链的结果。

小结

Ⅰ期治疗结束后，上下颌骨在矢状向得到过矫治，故无须进行保持。不过临床中许多医生选择对生长发育中的Ⅲ类患者使用功能性保持器，例如Frankel Ⅲ矫治器，有助于对面中部发育不足患者整体治疗的把控（表3.3）。

表3.3 主要的头影测量分析值治疗前后变化

	标准值	治疗前	治疗后
SNA	82°	76°	81°
SNB	80°	76°	76°
ANB	2°	0°	5°
WITS 值	−1 ~ +1 mm	−6.4 mm	−3.5 mm
FMA	21°	29.4°	33.1°
SN–GoGn	32°	40.6°	42.9°
U1–SN	105°	97.0°	105.8°
L1–GoGn	95°	88°	92°
软组织			
下唇–E线	−2.0 mm	+0.4 mm	+1.7 mm
上唇–E线	−1.6 mm	−3.5 mm	0.7 mm

SNA，蝶鞍点–鼻根点–上牙槽嵴点；SNB，蝶鞍点–鼻根点–下牙槽嵴点；ANB，上牙槽嵴点–鼻根点–下牙槽嵴点；FMA，下颌平面角；SN–GoGn，前颅底平面–下颌平面角；U1–SN，上中切牙长轴与前颅底平面的交角；L1–GoGn，下中切牙长轴与下颌平面的交角。

复习题

1 快速扩弓器在矫治当中有哪两种功能？

2 本矫治过程中怎样引起了下颌向右旋？

3 前牙反𬌗是如何纠正的？

参考文献

[1] Bacetti T, Franchi L, McNamara JA. Treatment and post-treatment craniofacial changes after rapid maxillary expansion and facemask therapy. Am J Orthod Dentofac Orthop 118: 404–413, 2000.

[2] Brennan MM, Gianelly AA. The use of the lingual arch in the mixed dentition to resolve incisor crowding. Am J Orthod Denofac Orthop 117: 81–85, 2000.

[3] Da Silva Andrade A, Gameiro G, DeRossi M, Gaviao M. Posterior crossbite and functional change. Angle Orthod 79(2): 380–386, 2009.

[4] DeClerck HJ, Cornelis MA, Cevidanes LH et al. Orthopedic traction of the maxilla with miniplates: a new perspective for treatment of midface deficiency. J Oral Maxillofac Surg 67(10): 2123–2129, 2009.

[5] Gianelly AA. Leeway space and the resolution of crowding in the mixed dentition. Semin Orthod 1: 188–194, 1995.

[6] Sonis A, Ackerman M. E-space preservation: Is there a relationship to mandibular second molar impaction? Angle Orthod 81(6): 1045–1049, 2011.

4

骨性Ⅰ类、牙性Ⅰ类伴上颌尖牙阻生病例：非拔牙矫治
Class I Skeletal and Class I Dental with Blocked-Out Maxillary Canine: Non-Extraction

学习目标
● 怎样获得继替恒牙的萌出所需的牙弓间隙 ● 怎样纠正由于牙齿移动到开放间隙所造成的牙列中线不齐 ● 对于正在萌出的牙齿，使用细的轻力辅弓时为什么必须要用硬丝做主弓丝

问诊记录

患者为10岁女性，由于牙齿拥挤，要求正畸治疗。

● 生长发育阶段：青春期
● 治疗动机：好
● 全身疾病史：无特殊情况
● 牙科既往史：在儿科诊所进行日常护理
● 家族史：无直系家庭成员（包括姐姐）需要正畸治疗。
● 不良习惯：无
● 限制性因素：无

● 面型：中面型、卵圆面型
● 面部比例：高度正常

临床检查

● 唇齿关系（图4.1和图4.2）
  − 息止颌位：切牙暴露1mm
  − 微笑状态：切牙暴露8mm
● 呼吸方式：鼻呼吸
● 唇部状态：息止颌位时闭合
● 软组织侧貌：直面型（图4.3）
● 鼻唇角：钝角
● 均角型

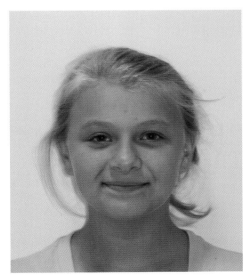

图4.1　正面观：息止颌位时面部对称，卵圆面型。

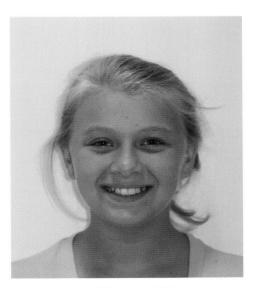

图4.2　正面观：微笑时牙龈暴露1mm。

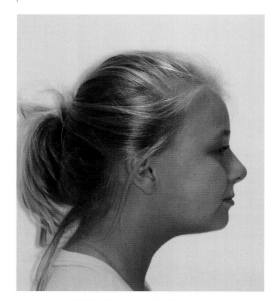

图4.3 右侧侧面观：直面型；均角型。

牙列情况（图4.4）

● 临床可见牙齿：

654321	12456
654321	123456

● 覆盖：3mm
● 覆𬌗：3mm
● 中线：上颌中线左偏3mm，下颌中线与面中线一致

右侧颊侧观（图4.5）

● 磨牙关系：Ⅰ类
● 尖牙关系：尖对尖
● Spee曲线：平坦
● 反𬌗：无
● 龋齿：无

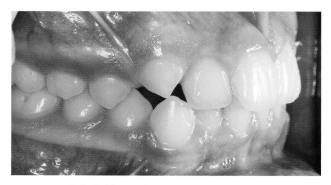

图4.5 口内像右侧观：磨牙关系为Ⅰ类，尖牙关系为尖对尖。

左侧颊侧观（图4.6）

● 磨牙关系：Ⅰ类
● 尖牙关系：不确定
● Spee曲线：平坦
● 反𬌗：无
● 龋齿：无

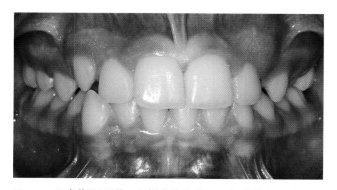

图4.4 口内像正面观：上颌中线左偏，下颌中线与面中线一致。

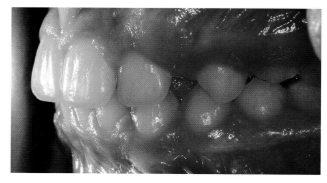

图4.6 口内像左侧观：磨牙关系为Ⅰ类，尖牙关系不确定。

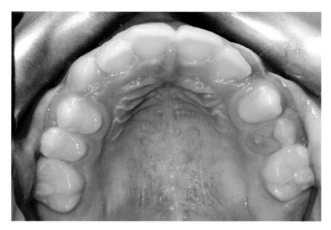

图4.7　口内像上颌拾面观：牙弓较宽，呈U形，由于尖牙阻生导致牙弓不对称。

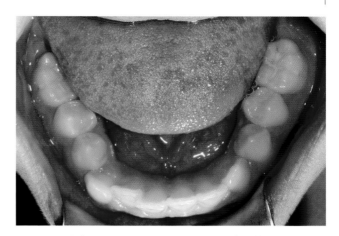

图4.8　口内像下颌拾面观：牙弓呈U形，轻度拥挤。

上颌牙弓（图4.7）

- 较宽，呈U形，不对称，左侧尖牙阻生
- 龋齿：无

下颌牙弓（图4.8）

- 呈U形，轻度拥挤
- 龋齿：无

功能检查

- 下颌动度正常，最大开口度=42mm
- 正中关系位-正中拾位（CR–CO）：一致
- 最大前伸侧方运动：右侧=8mm；左侧10mm；前伸=8mm
- 颞下颌关节触诊：正常
- 口内均为恒牙，上颌左侧尖牙阻生；4颗第三恒磨牙正在发育
- 牙根长度及牙周组织正常
- 髁突形态正常（图4.9）

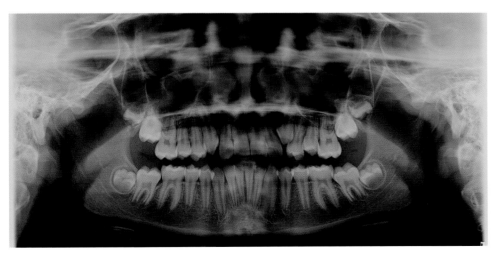

图4.9　全景片：恒牙拾，上颌左侧尖牙阻生，第三恒磨牙正在发育。

诊断和治疗计划

患者表现为骨性Ⅰ类、牙性Ⅰ类伴随上颌左侧尖牙阻生，上颌中线不齐，轻微左偏，下颌牙列轻度拥挤（图4.10和图4.11）。治疗计划为通过轻微扩弓和前牙唇倾提供间隙，引导尖牙进入牙弓，纠正中线不齐。下颌牙弓将通过少量的唇倾排齐整平。患者的侧貌美观性不会受到影响（表4.1和表4.2）。

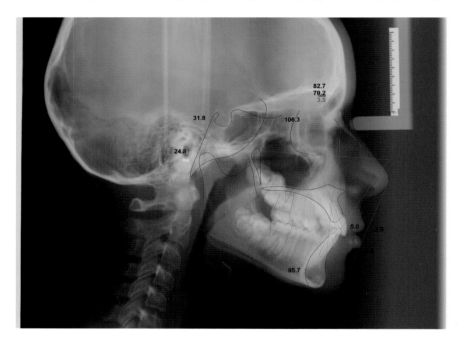

图4.10　数字化头颅侧位片：患者为骨性Ⅰ类关系，垂直向关系正常，切牙角度正常。

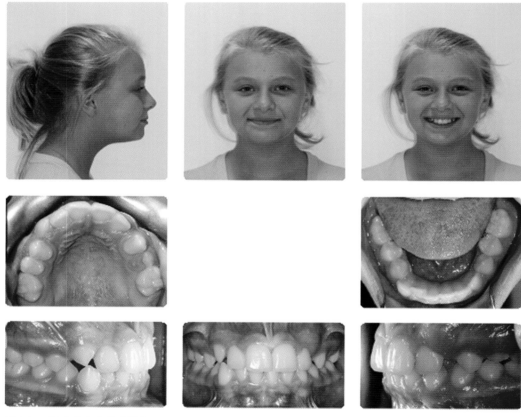

图4.11　治疗前患者的面𬌗像。

表4.1 主要的头影测量分析值

	标准值	治疗前
SNA	80°	82.7°
SNB	78°	79.2°
ANB	2°	+3.5°
WITS 值	−1～+1mm	+1.5mm
FMA	21°	24.7°
SN–GoGn	32°	31.7°
U1–SN	105°	106.3°
L1–GoGn	95°	95.8°
软组织		
下唇–E线	−2mm	0.0mm
上唇–E线	−1.6mm	−2.5mm

SNA，蝶鞍点–鼻根点–上牙槽嵴点；SNB，蝶鞍点–鼻根点–下牙槽嵴点；ANB，上牙槽嵴点–鼻根点–下牙槽嵴点；FMA，下颌平面角；SN–GoGn，前颅底平面–下颌平面角；U1–SN，上中切牙长轴与前颅底平面的交角；L1–GoGn，下中切牙长轴与下颌平面的交角。

表4.2 患者三维方向关系问题列表

	横向	矢状向	垂直向
软组织	正常	侧貌直；鼻唇角为钝角	均角型
上下牙列	间隙不足；下颌轻度拥挤，上颌重度拥挤，左侧尖牙阻生	恒牙猞早期；Ⅰ类磨牙关系，上颌尖牙阻生	覆猞3mm
上下颌骨	正常	Ⅰ类	均角型

治疗目标

在这个病例中，初期目标是排齐牙齿，为阻生的上颌尖牙提供间隙。由于患者处于生长发育末期，生长型无法得到改善。

治疗方案选择

可供家长及患者选择的治疗方案如下：

（1）暂不治疗。不推荐选择，由于上颌尖牙阻生，如果它能够萌出，将出现在牙弓外。

（2）非拔牙治疗。通过中线的移动和前牙的轻微唇倾为阻生的尖牙创造间隙，这些不会影响该病例的美观和稳定性。

（3）拔除一颗或多颗牙齿。拔除单颗上颌前磨牙，中线问题无法纠正，但可为尖牙萌出提供间隙。通过选择性的片切对侧牙弓纠正中线。拔除4颗第一前磨牙保持Ⅰ类关系，纠正中线同时使尖牙萌出。然而，基于患者的美观考虑，属于过度治疗。

家长及患者均选择方案（2），这个方案将会使用2D矫治器，通过轻微扩弓和前牙唇倾为尖牙的萌出提供间隙（图4.11和图4.12）。

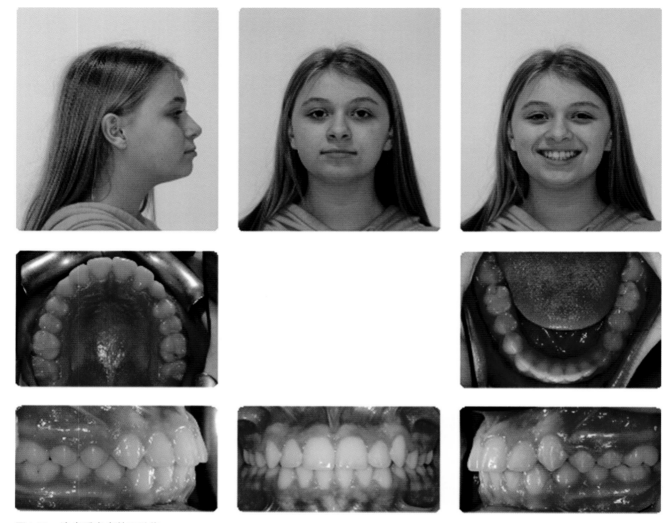

图4.12　治疗后患者的面貌像。

第1次复诊

　　自从第1次记录开始6个月后，上颌左侧尖牙从牙弓颊侧萌出。上下牙弓均粘接托槽和颊管以保持间隙，在治疗过程中正常放置磨牙带环。磨牙颊管在治疗2周后脱落，如果必要，会为了粘接带环放置分牙圈（图4.13～图4.17）。上下颌均放置0.016镍钛丝，结扎入槽，将牙齿排列在一起。在上颌左侧侧切牙与第一前磨牙之间放置一段扩大间隙的推簧，帮助移动中线并且为阻生的尖牙创造间隙。

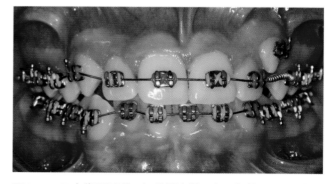

图4.13　口内像正面观：初戴矫治器，上下颌放置0.016镍钛丝。

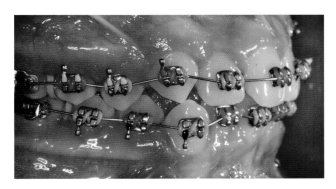

图4.14 口内像右侧观：初戴矫治器。

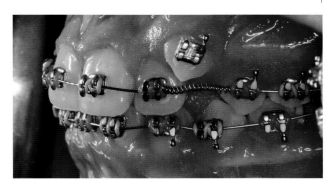

图4.15 口内像左侧观：初戴矫治器，注意在侧切牙与第一前磨牙之间放置的为阻生的上颌尖牙创造间隙的推簧。

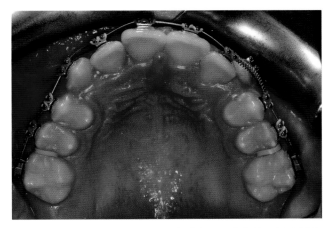

图4.16 口内像上颌𬌗面观：初戴矫治器，注意第一恒磨牙和第二前磨牙之间的分牙圈的位置，计划在下次复诊前拆除颊管，在该处放置磨牙带环。

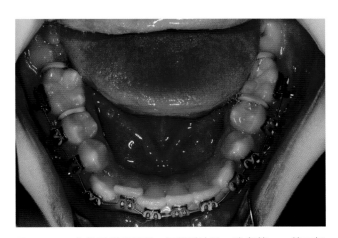

图4.17 口内像下颌𬌗面观：初戴矫治器，注意第一、第二恒磨牙和第二前磨牙之间的分牙圈的位置，计划在下次复诊前拆除颊管，在该处放置磨牙带环。

第2次复诊

取消预约2周后。在初次预约8周后患者来诊，这次所有分牙圈都已脱落；然而，矫治器保持完整。上颌弓丝更换为0.016×0.025镍钛丝加0.014镍钛丝辅弓以移动上颌左侧尖牙的位置。在过去的8周里，由于推簧力量减弱，上颌左侧侧切牙与第一前磨牙之间推簧的长度增长。下颌弓丝更换为0.018镍钛丝。要求患者每天佩戴三角形牵引（3/16″，4.5oz），即从上颌右侧尖牙到下颌右侧尖牙和第一前磨牙，从上颌左侧第一前磨牙到下颌第一、第二前磨牙。这些分牙圈将会抵消由于尖牙排入牙弓而强加于上颌左侧前磨牙的副作用力。牙弓右侧三角形牵引的使用，将会保持双侧力量均衡（图4.18~图4.22）。

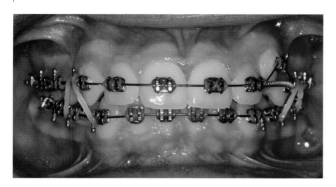

图4.18　口内像正面观：安装矫治器8周后，上颌主弓丝已经更换为0.016×0.022镍钛丝，辅弓丝为0.014镍钛丝置入上颌左侧尖牙。下颌弓丝更换为0.018镍钛丝。

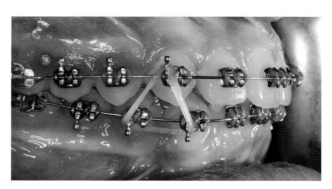

图4.19　口内像右侧观：安装矫治器8周后，患者佩戴三角形牵引保持牙尖交错关系，左侧有与之受力平衡的三角形牵引。

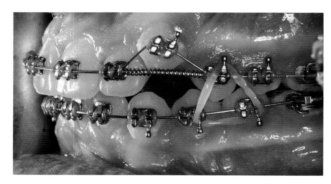

图4.20　口内像左侧观：安装矫治器8周后，注意辅弓丝置入上颌尖牙，压簧为尖牙排入牙弓提供间隙。佩戴的三角形牵引保护了前磨牙的咬合关系，避免发生由于尖牙排入牙弓造成开𬌗的副作用。

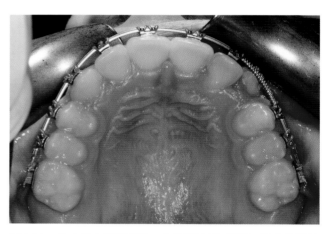

图4.21　口内像上颌𬌗面观：安装矫治器8周后，注意弓形的改善。颊管处于原位，并且这段时间分牙圈脱落。

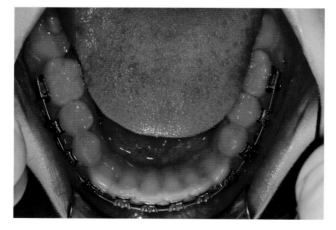

图4.22　口内像下颌𬌗面观：安装矫治器8周后，注意弓形的改善。颊管处于原位，并且这段时间分牙圈脱落。

第3～5次复诊

4周后，左侧磨牙颊管脱落，这次复诊重粘，上颌弓丝更换为一根0.018镍钛丝。下颌弓丝更换为0.016×0.025镍钛丝。下颌切牙进行少量的邻面片切，涂氟。嘱患者像以前一样继续佩戴三角形牵引（图4.23～图4.25）。

患者在第3次复诊后5个月都没再回来复诊。第4次和第5次复诊，上下颌弓丝更换为0.017×0.025镍钛丝以精调牙齿的轴倾度和转矩。下颌弓丝打反Spee曲线帮助打开咬合。为了解决颊侧咬合问题，像以前一样继续佩戴三角形牵引。

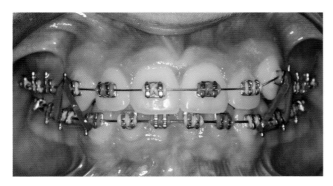

图4.23 口内像正面观：牙列中线有所改善。上颌弓丝更换为0.018镍钛丝，下颌弓丝更换为0.016×0.025镍钛丝。

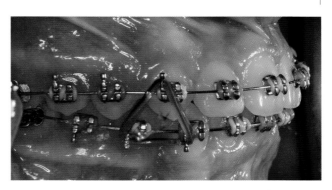

图4.24 口内像右侧观：保持良好的咬合关系，患者继续佩戴三角形牵引。

第6次复诊

拆除患者矫治器，选择即刻压膜保持器。咬合矫正至磨牙和尖牙Ⅰ类关系，中线一致。所有牙根长度正常，没有迹象表明存在医源性影响。建议在适当的年龄拔除第三恒磨牙。照相，iTero扫描，拍摄全景片和头颅侧位片（图4.26～图4.35；表4.3）。指导患者在夜间睡眠期间佩戴保持器。矫治结束后的第1年将对矫治器的佩戴进行定期监控。为了观察保持器佩戴情况，预约患者在拆除矫治器1个月后来诊，接下来的第1年期间每3个月复诊一次。总共的治疗时间是14个月，包括没有回来复诊治疗的5个月。

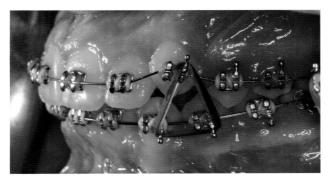

图4.25 口内像左侧观：上颌左侧尖牙萌出长入牙弓中，其位置发生改善。

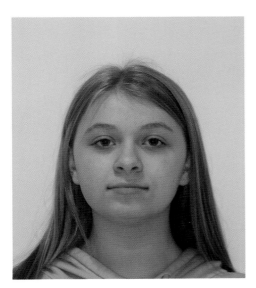

图4.26 正面观：拆除矫治器后。

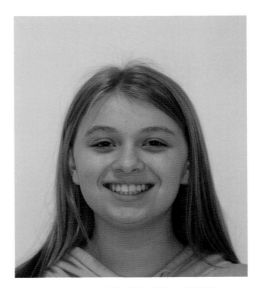

图4.27 正面观：拆除矫治器后，微笑像。

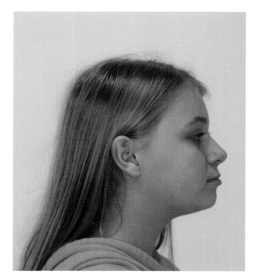

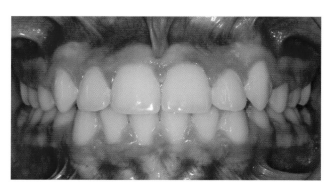

图4.29 口内像正面观：拆除矫治器后，注意牙列中线的改善。

图4.28 右侧侧面像：拆除矫治器后。

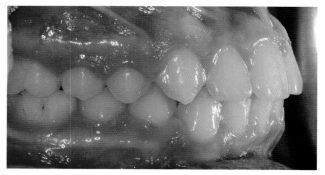

图4.30 口内像右侧观：拆除矫治器后，注意磨牙和尖牙 I 类关系。

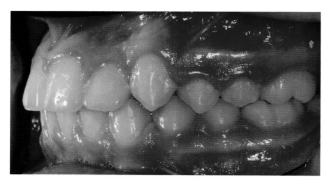

图4.31 口内像左侧观：拆除矫治器后，注意磨牙和尖牙 I 类关系。

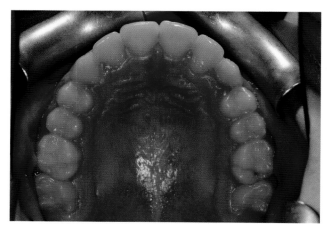

图4.32 口内像上颌𬌗面观：拆除矫治器后，注意与治疗前相比牙弓的对称性。

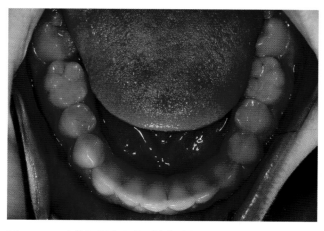

图4.33 口内像下颌𬌗面观：拆除矫治器后，牙齿排列整齐。

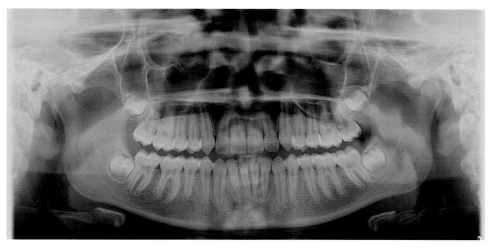

图4.34 全景片：拆除矫治器后，所有恒牙处于正确位置，存在正在生长的第三恒磨牙。所有牙根长度及牙周组织正常。

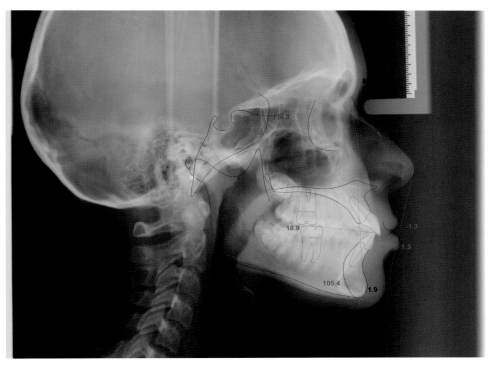

图4.35 数字化头颅侧位片：治疗后骨骼关系正常，切牙角度正常。

表4.3　主要的头影测量分析值治疗前后变化

	标准值	治疗前	治疗后
SNA	82°	82.7°	85.0°
SNB	80°	79.2°	81.3°
ANB	2°	+3.5°	+3.7°
WITS 值	−1 ~ +1 mm	+1.5 mm	−2.9 mm
FMA	21°	24.7°	21.4°
SN–GoGn	32°	31.7°	30.8°
U1–SN	105°	106.3°	114.8°
L1–GoGn	95°	95.8°	105.4°
软组织			
下唇–E线	−2.0 mm	+0.0 mm	+1.3 mm
上唇–E线	−1.6 mm	−2.5 mm	−1.3 mm

SNA，蝶鞍点–鼻根点–上牙槽嵴点；SNB，蝶鞍点–鼻根点–下牙槽嵴点；ANB，上牙槽嵴点–鼻根点–下牙槽嵴点；FMA，下颌平面角；SN–GoGn，前颅底平面–下颌平面角；U1–SN，上中切牙长轴与前颅底平面的交角；L1–GoGn，下中切牙长轴与下颌平面的交角。

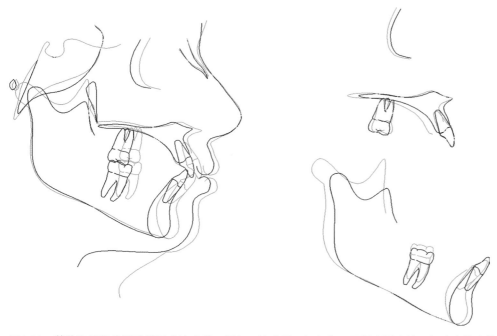

图4.36　整体和局部头影重叠图（治疗前，黑色；治疗后，红色）：下颌水平生长，与治疗前比较，切牙轻微唇倾。

在整个治疗过程中（14个月），整个矢状向的生长是水平的，导致颏的位置略微更加向前。这影响了WITS值，使其更加趋近于Ⅲ类关系。根据局部头影重叠图，上颌和下颌切牙位置更加唇倾，下唇变得更加前突（图4.36）。

小结

作为非拔牙矫治，下唇显得略微丰满，但是放松时的面部和微笑是美观的。下颌切牙与下颌平面成角105.4°，建议患者长期保持或推荐治疗结果的永久保持。在与家长及患者就关于永久的口腔卫生要求或固定保持进行谈论后，家长及患者选择了活动保持器，它对于一位青少年女性来说较易维持口腔卫生。

复习题

1 什么力学过程可以纠正上颌中线并且为上颌左侧尖牙的萌出提供间隙？

2 在尖牙萌出早期放置镍钛辅弓期间，放置三角形牵引的目的是什么？

参考文献

[1] Bishara SE. Impacted maxillary canines. Am J Orthod Dentofac Orthop 101: 159–171, 1992.

[2] Dean, JA, Jones, JE, Vinson LAW. Managing the Developing Dentition. In: McDonald and Avery's Dentistry for the Child and Adolescent, 10th edn. Elsevier, 2016; pp.473–476.

[3] Ericson S, Kurol J. Resorption of incisors after ectopic eruption of maxillary canines: a CT study. Angle Orthod 70: 415–423, 2000.

[4] Ngan P, Alkire RG, Fields HW Jr. Management of space problems in the primary and mixed dentitions. J Am Dent Assoc 130(9): 1330–1339, 1999.

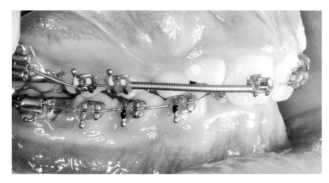 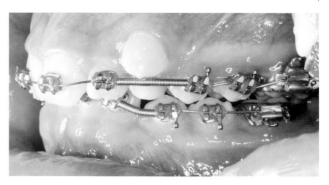

图5.14　口内像右侧观：安装固定矫治器当天牙列，中切牙和第一前磨牙之间放置未激活压簧以维持间隙。

图5.15　口内像左侧观：安装固定矫治器当天牙列，侧切牙和第一前磨牙之间放置未激活压簧以维持间隙。

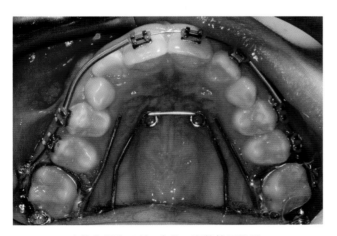 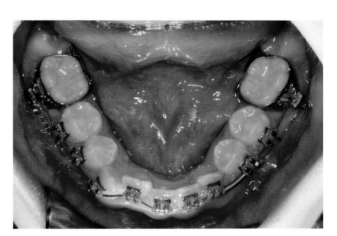

图5.16　口内像上颌𬌗面观：安装四眼簧扩弓器后。

图5.17　口内像下颌𬌗面观：安装固定矫治器当天，在下颌左侧侧切牙和第一前磨牙之间放置未激活压簧。

第3次复诊

4周后，上下颌同时更换为0.016×0.022镍钛丝。拔除乳尖牙，在下颌左侧侧切牙和左侧第一前磨牙之间放置压簧为未萌出尖牙创造间隙，在上颌弓丝上放置未激活压簧维持间隙（图5.18～图5.22）。

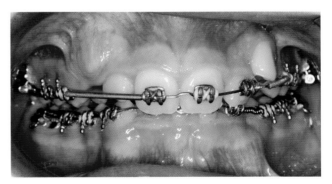

图5.18　口内像正面观：安装矫治器4周后牙列。下颌左侧侧切牙和第一前磨牙之间放置压缩的推簧，为未萌出的尖牙提供间隙并向右调整下颌中线。

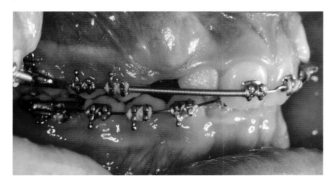

图5.19 口内像右侧观：安装矫治器4周后。

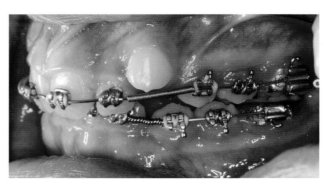

图5.20 口内像左侧观：安装矫治器4周后，压缩激活下颌左侧侧切牙与第一前磨牙之间的推簧。

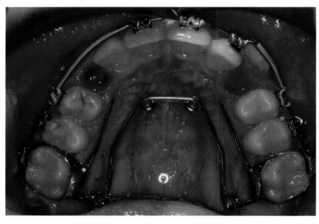

图5.21 口内像上颌𬌗面观：安装矫治器4周后，牙弓形态由于扩弓器的作用发生了轻微的变化。

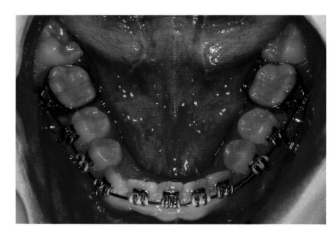

图5.22 口内像下颌𬌗面观：安装矫治器4周后，牙列平整度提高。

第4次复诊

5周后，上颌侧切牙和左侧尖牙粘接托槽，放置0.016镍钛丝。在右侧侧切牙和第一前磨牙之间放置推簧为异位萌出的尖牙归位提供间隙。下颌弓丝重新结扎。在双侧的上颌第二前磨牙，下颌第一恒磨牙和下颌第二前磨牙之间进行三角形牵引（3/16″，4.5oz）来建立咬合，防止由于异位萌出的上颌左侧尖牙就位而引起的副作用（图5.23～图5.27）。

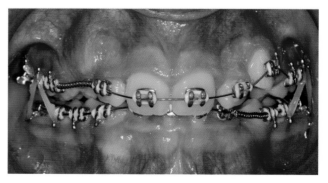

图5.23 口内像正面观：上颌左侧尖牙弓丝入槽5周后。

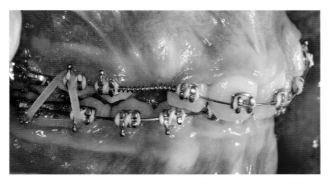

图5.24 口内像右侧观：为未萌出尖牙提供间隙，在上颌放置压缩后的推簧5周后，三角形牵引能维持正确的咬合关系（牙尖吻合）。

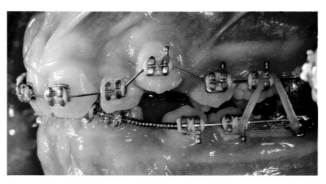

图5.25 口内像左侧观：上颌左侧尖牙弓丝入槽5周后，利用三角形牵引维持咬合关系和抵消上颌尖牙归位的副作用。

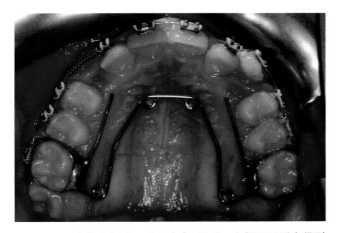

图5.26 口内像上颌𬌗面观：治疗5周后，上颌牙弓形态得到改善。

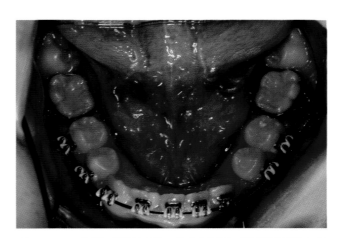

图5.27 口内像下颌𬌗面观：治疗5周后，下颌牙弓形态改善，为萌出障碍的左侧尖牙创造了萌出空间。

第5次复诊

8周后，上下颌同时更换为0.017×0.025镍钛丝，上下颌激活的推簧更换成未激活压簧维持现有间隙，停止三角形牵引（图5.28～图5.32），注意在此期间为下颌左侧尖牙萌出提供的间隙大小（图5.32）。

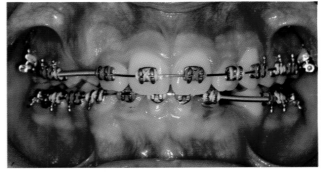

图5.28 口内像正面观：前一次复诊8周后，深覆𬌗关系得到改善。

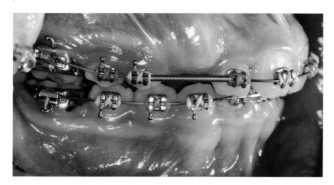

图5.29 口内像右侧观：前一次复诊8周后。

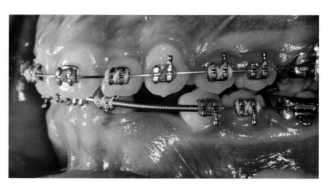

图5.30 口内像左侧观：前一次复诊8周后，推簧为未萌出的下颌左侧尖牙创造萌出空间。

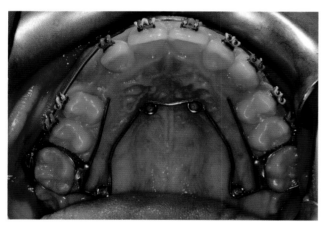

图5.31 口内像上颌𬌕面观：前一次复诊8周后的上颌牙弓，为右侧尖牙创造了萌出空间。

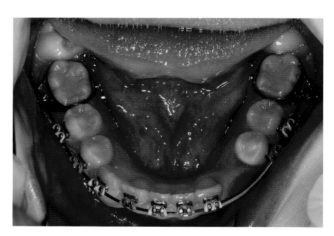

图5.32 口内像下颌𬌕面观：前一次复诊8周后的下颌牙弓，推簧为下颌左侧未萌出尖牙创造了萌出空间。

第6次复诊

4周后，由于四眼簧扩弓器的作用，上颌磨牙和前磨牙发生正锁𬌕，拆除扩弓器。为了纠正正锁𬌕，在上颌磨牙颊侧和下颌磨牙舌侧之间挂交叉牵引（3/16″，4.5oz）（图5.33），嘱患者每日更换。未做其他处置（图5.33~图5.38）。

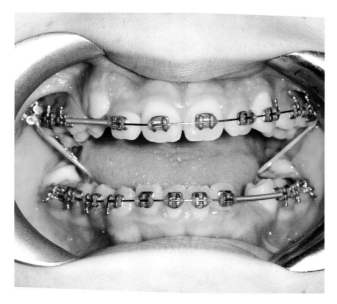

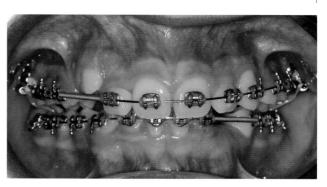

图5.34　口内像正面观：第6次复诊，由于四眼簧扩弓器过度扩弓，后牙产生正锁𬌗。

图5.33　第6次复诊，在上颌颊管和下颌第一恒磨牙舌侧扣间进行交互牵引，纠正正锁𬌗。

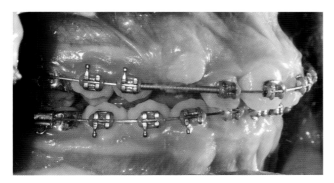

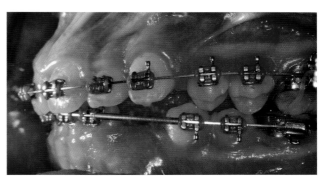

图5.35　口内像右侧观：第6次复诊，产生正锁𬌗。

图5.36　口内像左侧观：第6次复诊，产生正锁𬌗。

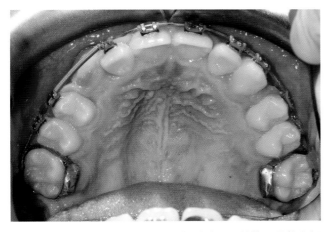

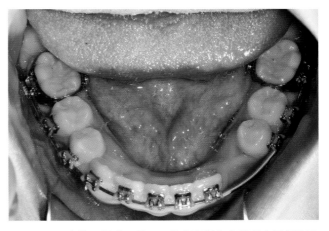

图5.37　口内像上颌𬌗面观：已被拆除的四眼簧扩弓器将上颌过度扩张。

图5.38　口内像下颌𬌗面观：压簧在下颌为未萌出尖牙创造了萌出空间。

第7次复诊

5周后，后牙颊侧反𬌗已纠正。上颌右侧尖牙粘接托槽，放置与上次复诊规格相同的0.014镍钛丝（副弓丝），未激活压簧为下颌尖牙维持间隙。通过对上颌第一前磨牙，下颌第一、第二前磨牙进行三角形牵引以消除排齐尖牙造成的副作用（图5.39～图5.43）。

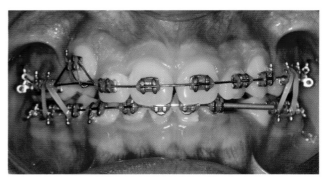

图5.39 口内像正面观：第7次复诊，由于扩弓复发和上颌右侧尖牙镍钛弓丝入槽，后牙正锁𬌗纠正。

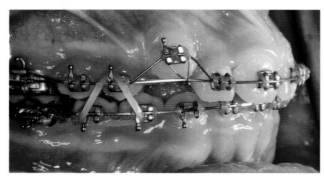

图5.40 口内像右侧观：第7次复诊，尖牙副弓丝入槽，进行三角形牵引，以消除排齐尖牙造成的副作用。

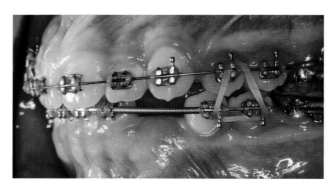

图5.41 口内像左侧观：第7次复诊，进行三角形牵引，维持正常咬合关系并平衡右侧的三角形牵引。

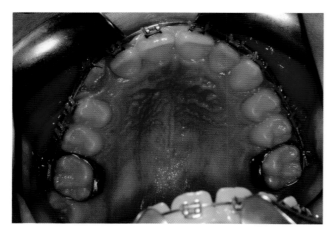

图5.42 口内像上颌𬌗面观：第7次复诊，纠正了牙弓的过度扩张。

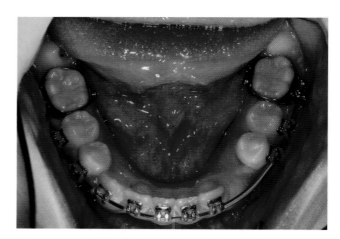

图5.43 口内像下颌𬌗面观：第7次复诊，牙列平整，为左侧尖牙萌出提供了间隙。

第8、9次复诊

4周后，上颌更换为0.018镍钛丝使右侧尖牙就位。在上颌尖牙和下颌第一、第二前磨牙之间挂三角形牵引（3/16″，4.5oz）建立咬合（图5.44～图5.48）。

4周后，第9次复诊，上颌更换为0.016×0.022镍钛丝。牵引如前，嘱患者每日更换皮圈。

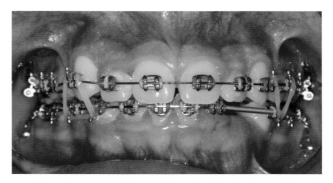

图5.44　口内像正面观：覆𬌗关系改善，上颌更换为0.018镍钛丝使右侧尖牙就位。

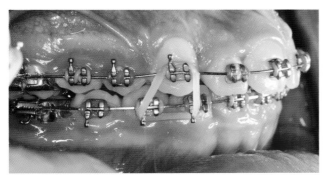

图5.45　口内像右侧观：前一次复诊4周后，挂三角形牵引，促进尖牙萌出。

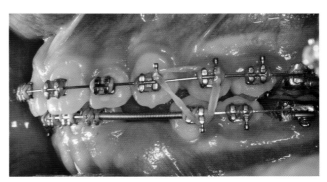

图5.46　口内像左侧观：前一次复诊4周后，挂三角形牵引，使下颌第一前磨牙伸长，改善尖窝咬合关系。

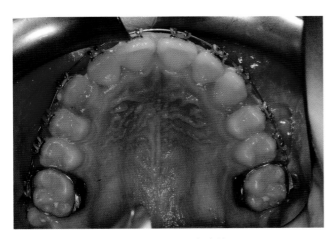

图5.47　口内像上颌𬌗面观：牙弓形态改善。

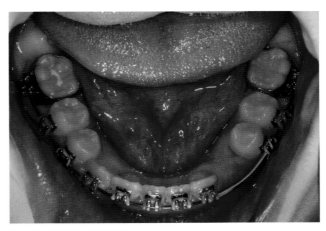

图5.48　口内像下颌𬌗面观：牙列平整，等待尖牙萌出。

第10次复诊

6周后，拍摄全景片评估牙根位置及下颌左侧尖牙（图5.49）萌出状态。下颌第二恒磨牙粘接颊管，上颌第一恒磨牙腭尖垫玻璃离子粘接剂抬高咬合。这一步骤是为了粘接下颌颊管。上颌更换为0.017×0.025镍钛丝，下颌牙列结扎0.016镍钛丝，放置未激活的压簧为正在萌出的尖牙维持间隙（图5.50~图5.54）。

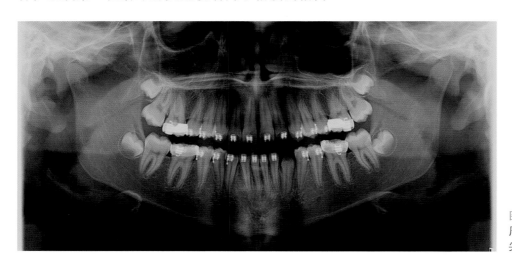

图5.49 全景片：前一次复诊6周后，评估牙根位置及下颌左侧尖牙萌出状态。

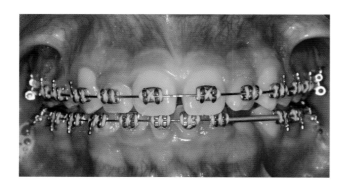

图5.50 口内像正面观：前一次复诊6周后，上颌结扎0.017×0.025镍钛丝。

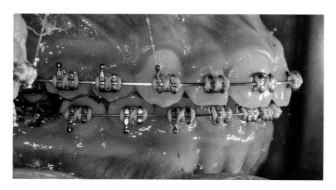

图5.51 口内像右侧观：前一次复诊6周后，上颌尖牙位置改善。

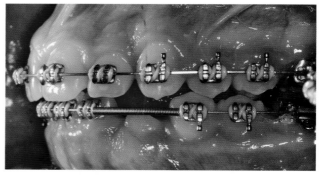

图5.52 口内像左侧观：前一次复诊6周后，下颌尖牙开始萌出。

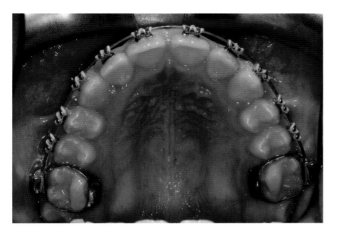

图5.53 口内像上颌𬌗面观：上颌第一恒磨牙腭尖垫玻璃离子粘接剂抬高咬合，便于粘接下颌第二恒磨牙颊管，防止咬合干扰。

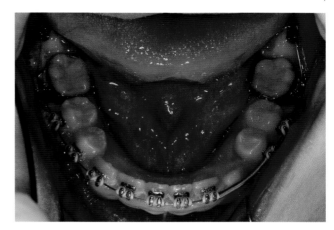

图5.54 口内像下颌𬌗面观：下颌第二恒磨牙粘接颊管。

第11、12次复诊

7周后，下颌左侧尖牙萌出并粘接托槽，去除上颌第一恒磨牙𬌗垫，上颌牙弓放置橡皮链防止再出现散在间隙，下颌更换为0.018镍钛丝，双侧上颌尖牙到下颌第一、第二前磨牙之间继续挂三角形牵引（3/16″，4.5oz）。

6周后，第12次复诊，重新定位下颌尖牙托槽，将4个下颌切牙托槽倒置表达冠唇向转矩。上颌牙列放置橡皮链，三角形牵引如前。

第13次复诊

5周后，重新定位下颌左侧侧切牙托槽，下颌更

换为0.017×0.025镍钛丝。在上颌尖牙和下颌第二前磨牙和第一恒磨牙之间加Ⅱ类三角形牵引（3/16″，4.5oz）完善覆盖，建立咬合（图5.55~图5.59）。

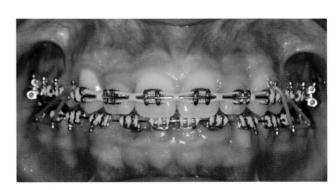

图5.55 口内像正面观：第13次复诊，继续使用橡皮链关闭前牙间隙。

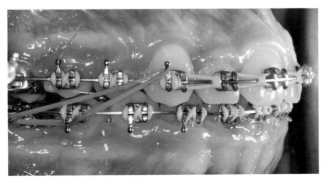

图5.56 口内像右侧观：第13次复诊，加Ⅱ类三角形牵引（3/16″，4.5oz）完善咬合。

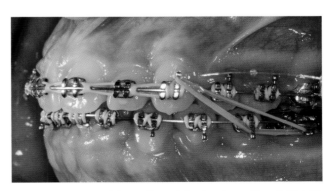

图5.57 口内像左侧观：第13次复诊，加Ⅱ类三角形牵引（3/16″，4.5oz）完善咬合。

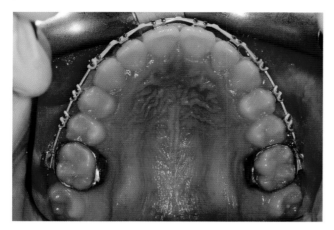

图5.58　口内像上颌𬌗面观：第13次复诊，双侧尖牙之间加连续橡皮链。

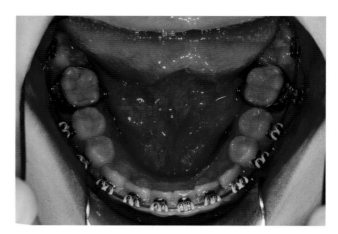

图5.59　口内像下颌𬌗面观：第13次复诊。

第14次复诊

　　5周后，上颌在两侧侧切牙远中之间放置片段弓，在两侧切牙之间放置橡皮链，每天挂后牙区颌间8字牵引（3/16″，4.5oz）（图5.60~图5.62）。

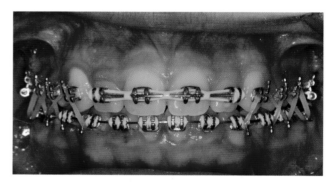

图5.60　口内像正面观：5周后第14次复诊，上颌两侧切牙之间放置橡皮链，覆𬌗关系和中线位置改善。

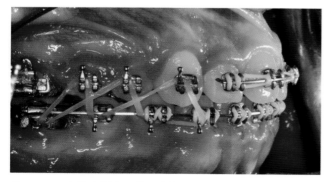

图5.61　口内像右侧观：第14次复诊，后牙区颌间8字牵引。

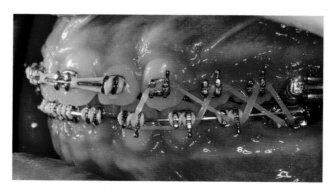

图5.62　口内像左侧观：第14次复诊，后牙区颌间8字牵引。

第15次复诊

　　8周后，拆除患者矫治器。为患者取模制作即刻压膜保持器，嘱其夜晚及睡眠时戴用。做最后的记录（全景片和头颅侧位片，相片）。做口内扫描以便保持器复查。计划让患者拆除保持器第1个月检查1次咬合，随后的第1年内每3个月检查一次。磨牙尖牙均为Ⅰ类关系，覆𬌗关系改善。牙弓为对称U形。软组织协调，侧貌由于明显的颏部前突呈轻度凹面型。全景片显示牙根长度正常，平行度稳定。建议其日后拔除其第三恒磨牙（图5.63～图5.71）。整个治疗时间为19个月。

　　治疗前后整体重叠图显示其水平向、垂直向生长均衡，增大打开咬合的效果。上下颌头像重叠图显示磨牙伸长、前牙压低到了更合适的角度，使咬合打开。该机制下，磨牙伸长效果良好，支抗得到有效控制（图5.72和图5.73；表5.3）。

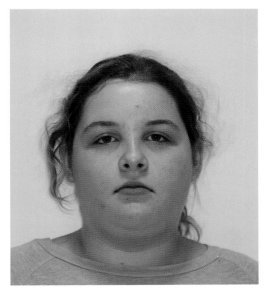

图5.63　正面观：拆除矫治器和递交保持器当天。

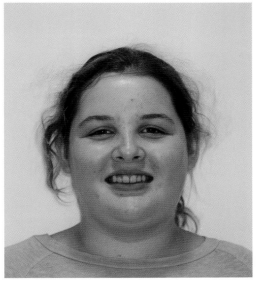

图5.64　正面观：微笑像，拆除矫治器和递交保持器当天。

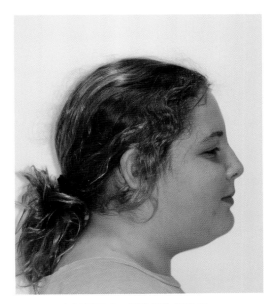

图5.65　右侧侧面观：拆除矫治器当天。

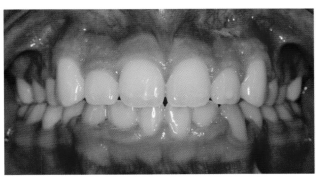

图5.66　口内像正面观：拆除矫治器当天，覆𬌗关系和中线位置改善。

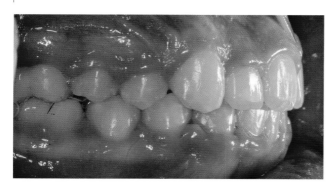

图5.67 口内像右侧观：拆除矫治器当天，磨牙尖牙均为Ⅰ类关系。

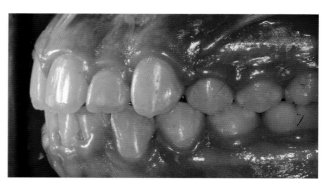

图5.68 口内像左侧观：拆除矫治器当天，磨牙尖牙均为Ⅰ类关系。

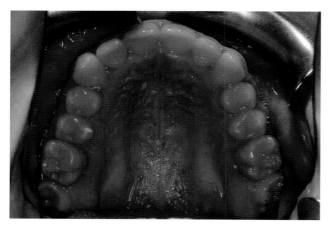

图5.69 口内像上颌𬌗面观：拆除矫治器当天。

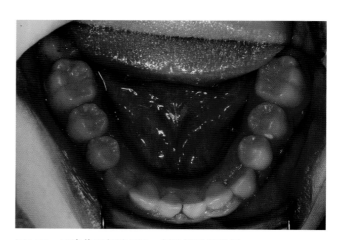

图5.70 口内像下颌𬌗面观：拆除矫治器当天。

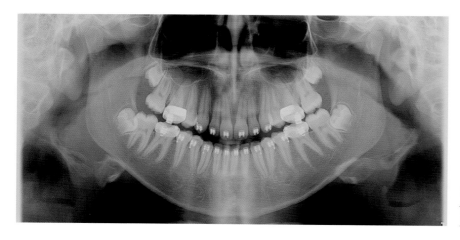

图5.71 全景片：拆除矫治器当天，牙根长度、牙周组织正常，建议拔除第三恒磨牙。

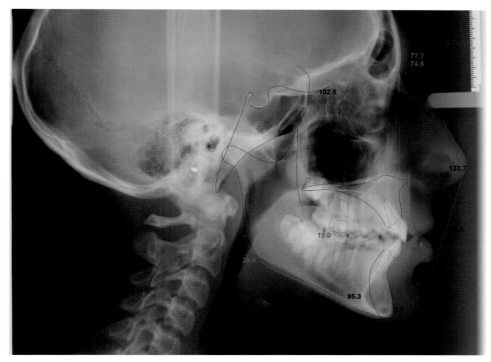

图5.72　数字化头颅侧位片：拆除矫治器当天，上下颌切牙位置关系改善，软组织关系协调。

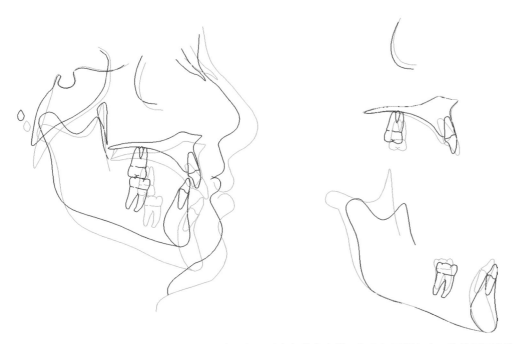

图5.73　整体和局部头影重叠图：下颌骨水平向、垂直向均有生长，加大切牙间角度，改善了覆𬌗关系。

表5.3 主要的头影测量分析值前后变化

	正常值	矫治前	矫治后
SNA	82°	80.2°	77.7°
SNB	80°	75.6°	74.6°
ANB	2°	+4.6°	+3.1°
WITS 值	−1 ~ +1 mm	−0.1 mm	+0.9 mm
FMA	21°	24.2°	27.9°
SN–GoGn	32°	38.1°	39.8°
U1–SN	105°	83.3°	102.5°
L1–GoGn	95°	83.6°	95.3°
软组织			
下唇–E线	−2.0 mm	−4.9 mm	−2.0 mm
上唇–E线	−1.6 mm	−4.4 mm	−5.4 mm

SNA，蝶鞍点–鼻根点–上牙槽嵴点；SNB，蝶鞍点–鼻根点–下牙槽嵴点；ANB，上牙槽嵴点–鼻根点–下牙槽嵴点；FMA，下颌平面角；SN–GoGn，前颅底平面–下颌平面角；U1–SN，上中切牙长轴与前颅底平面的交角；L1–GoGn，下中切牙长轴与下颌平面的交角。

小结

患者治疗开始时上下颌切牙完全直立且为凹面型，因此选择了不拔牙模式的治疗，在治疗结束时由于颏部严重的前突，患者侧貌维持了凹面型，如果选择拔牙，则有可能导致软组织侧貌极度不美观。

复习题

1 本例中的四眼簧扩弓器有何作用？

2 使用什么方法能改善深覆𬌗关系？

3 在治疗末期，垫高第一恒磨牙腭尖有何目的？

4 列举本例中三角形牵引的目的。

参考文献

[1] Bishara SE. Impacted maxillary canines. Am J Orthod Dentfac Orthop 101: 159–171, 1992.

[2] Upadhyay M, Nanda R. Etiology, diagnosis, and treatment of deep overbite. In: Nanda R, Kapila S, eds. Current Therapy in Orthodontics. St Louis, MO: Mosby Elsevier; pp. 186–198, 2010.

6

骨性Ⅰ类、牙性Ⅰ类伴颜面不对称病例：非拔牙矫治
Class I Skeletal and Class I Dental with Asymmetry: Non-Extraction

问诊记录

患者为14岁女性，尖牙像 "獠牙"一样突出、牙齿扭转。

- 生长发育阶段：青春期
- 治疗动机：好
- 全身疾病史：哮喘
- 牙科既往史：由一位地方口腔医生进行常规诊疗
- 家族史：姐姐接受过牙齿矫正
- 不良习惯：咬被角儿习惯
- 面型：卵圆面型，宽度适中，不对称，下颌右偏
- 面部比例：正常

临床检查

- 唇齿关系（图6.1和图6.2）
    - 息止颌位：切牙暴露3mm
    - 微笑状态：切牙暴露10mm
- 呼吸方式：鼻呼吸
- 唇部状态：息止颌位时闭合
- 牙列轻度至中度拥挤
- 软组织侧貌：微凸（图6.3）
- 鼻唇角：正常
- 高角

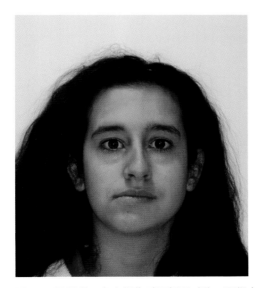

图6.1 正面观：息止颌位时面部不对称，下颌右偏。

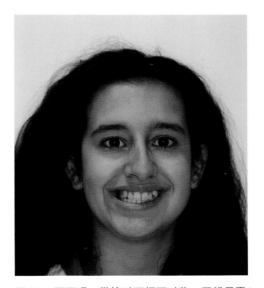

图6.2 正面观：微笑时下颌不对称，牙龈暴露1mm。

Atlas of Orthodontic Case Reviews, First Edition. Marjan Askari and Stanley A. Alexander.
© 2017 John Wiley & Sons, Inc. Published 2017 by John Wiley & Sons, Inc.

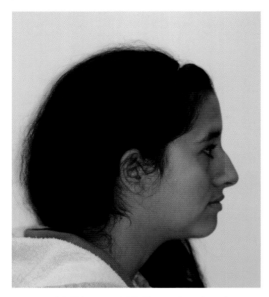

图6.3 右侧侧面观：侧貌微凸，鼻唇角正常。

牙列情况（图6.4）

- 临床可见牙齿：

$$\frac{7654321 \mid 1234567}{7654321 \mid 1234567}$$

- 覆盖：1mm
- 覆𬌗：1mm
- 中线：上颌中线左偏2mm，下颌中线右偏2mm

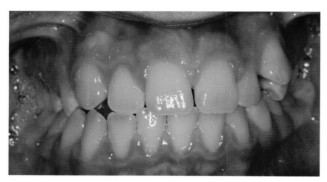

图6.4 口内像正面观：上颌中线相对面中线左偏2mm，下颌中线相对面中线右偏2mm。

右侧颊侧观（图6.5）

- 磨牙关系：Ⅰ类
- 尖牙关系：Ⅱ类，远中尖对尖
- Spee曲线：适中
- 龋齿：无

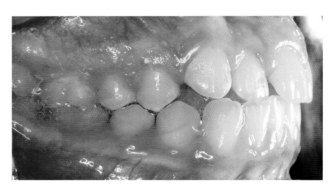

图6.5 口内像右侧观：磨牙关系为Ⅰ类，尖牙远中尖对尖。

左侧颊侧观（图6.6）

- 磨牙关系：Ⅲ类（3mm）
- 尖牙关系：Ⅲ类
- Spee曲线：适中
- 龋齿：无

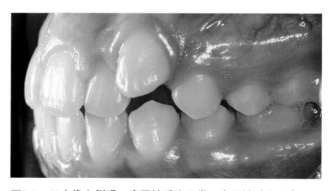

图6.6 口内像左侧观：磨牙关系为Ⅲ类，尖牙关系为Ⅲ类。

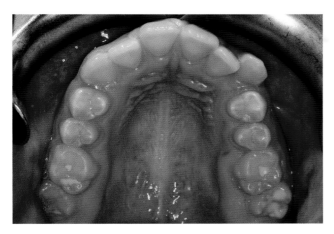

图6.7　口内像上颌𬌗面观：牙弓不对称，呈U形，上颌左侧尖牙唇侧位。

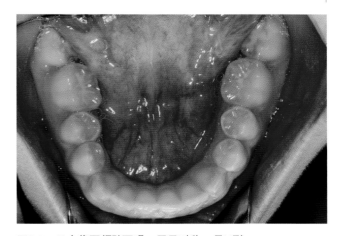

图6.8　口内像下颌𬌗面观：牙弓对称，呈U形。

上颌牙弓（图6.7）

- 不对称，呈U形，上颌左侧尖牙唇侧位
- 龋齿：无

下颌牙弓（图6.8）

- 对称，呈U形
- 龋齿：无

功能检查

- 最大开口度=40mm
- 正中关系位-正中𬌗位（CR-CO）：一致
- 最大前伸侧方运动：右侧=5mm；左侧=7mm； 前伸=7mm
- 颞下颌关节触诊：双侧关节弹响，右侧关节咬合时疼痛，无触痛
- 恒牙列且存在第三恒磨牙牙胚（图6.9）
- 牙根长度及牙周组织正常
- 双侧髁突不对称，左侧髁突较长，导致下颌右旋，下颌中线右偏

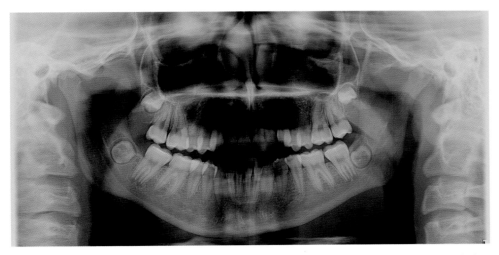

图6.9　全景片：恒牙列存在第三恒磨牙牙胚，双侧髁突不对称，左侧髁突较长，导致下颌右旋。

诊断和治疗计划

患者为14岁女性，Ⅰ类骨面型伴有下颌骨不对称及轻度牙列拥挤（图6.9～图6.11）。矫治目标包括纠正中线不齐、牙列拥挤及代偿掩饰下颌骨不对称。考虑到侧貌、骨面型及患者不接受任何外科手术的意愿，选择非拔牙矫治（表6.1和表6.2）。

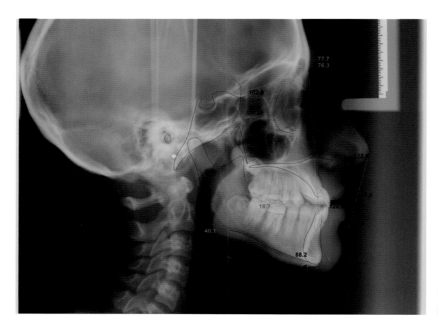

图6.10 数字化头颅侧位片：患者为骨性Ⅰ类、牙性Ⅰ类，高角，下颌切牙牙轴直立。

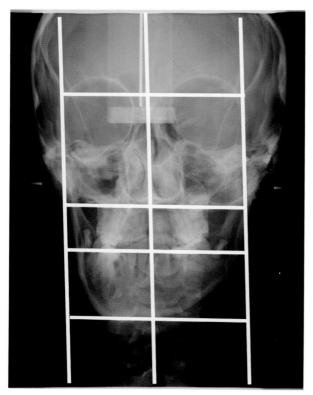

图6.11 头颅正位片：通过网格清晰显示下颌骨不对称。

表6.1 主要的头影测量分析值

	标准值	治疗前
SNA	80°	77.7°
SNB	78°	76.3°
ANB	2°	+1.4°
WITS 值	−1 ~ +1 mm	−1.1 mm
FMA	21°	22.3°
SN–GoGn	32°	40.1°
U1–SN	105°	102.8°
L1–GoGn	95°	89.2°
软组织		
下唇–E线	−2 mm	−3.0 mm
上唇–E线	−1.6 mm	−7.0 mm

SNA，蝶鞍点–鼻根点–上牙槽嵴点；SNB，蝶鞍点–鼻根点–下牙槽嵴点；ANB，上牙槽嵴点–鼻根点–下牙槽嵴点；FMA，下颌平面角；SN–GoGn，前颅底平面–下颌平面角；U1–SN，上中切牙长轴与前颅底平面的交角；L1–GoGn，下中切牙长轴与下颌平面的交角。

表6.2 患者三维方向关系问题列表

	横向	矢状向	垂直向
软组织	颏右偏	侧貌微凸；鼻唇角正常；颏部前突	高角型
上下牙列	上颌牙弓轻度狭窄	恒牙列；右侧磨牙关系为Ⅰ类，尖牙关系为Ⅱ类，左侧磨牙、尖牙关系均为Ⅲ类	覆𬌗1mm
上下颌骨	下颌骨不对称，右旋	Ⅰ类	高角型

治疗目标

实现双侧磨牙、尖牙Ⅰ类关系，对齐中线，纠正拥挤，采用非手术方式代偿掩饰下颌偏斜。

治疗方案选择

可供家长及患者选择的治疗方案如下：

（1）暂不治疗。考虑到牙列拥挤、上下中线不齐及骨性偏斜，不推荐此选项。

（2）排齐牙列使上下颌中线对正，通过非手术方式纠正下颌偏斜——患者选择此方案，但非手术方式无法完全纠正下颌偏斜（图6.12和图6.13），要求其母亲提供生活照以判断面部不对称是由来已久还是最近形成。

（3）正畸正颌联合治疗，排齐牙列，手术纠正下颌骨偏斜以及颏成形。此方案家长不接受。

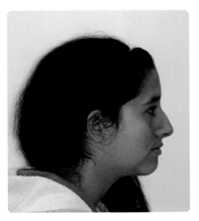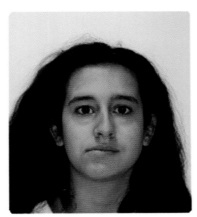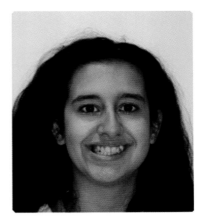
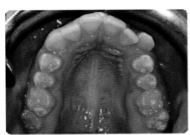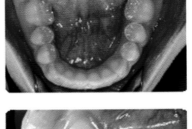
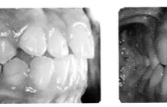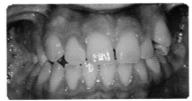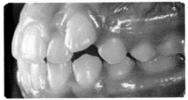

图6.12 治疗前患者的面𬌗像。

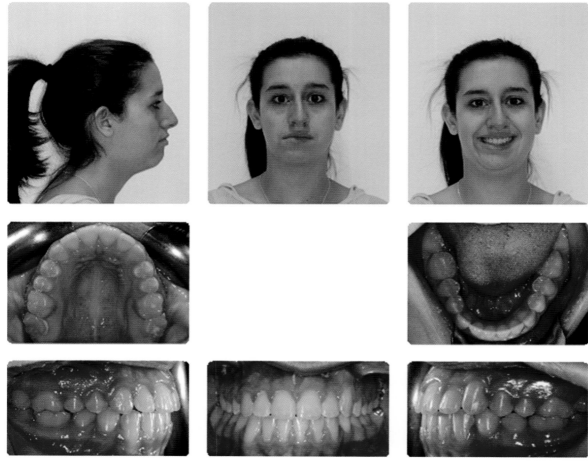

图6.13 治疗后患者的面𬌗像。

（4）正畸治疗配合颏成形术掩饰下颌骨不对称。家
长考虑在常规正畸治疗后再做决定。

第1次复诊

复诊前1周放置分牙圈。复诊当天，上下第一恒
磨牙粘接带环，5-5粘接2D矫治系统，上下颌放置
0.016镍钛丝。上颌尖牙与下颌尖牙及第一前磨牙挂三
角形牵引（3/16″，4.5oz），每天更换橡皮圈，涂氟
防龋，常规医嘱（图6.14～图6.18）。

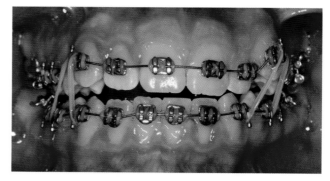

图6.14 口内像正面观：初粘矫治装置，上下颌放置0.016镍
钛丝，配合三角形牵引改善咬合。

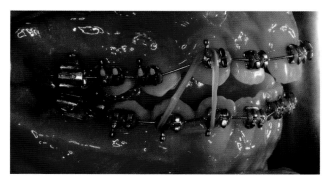 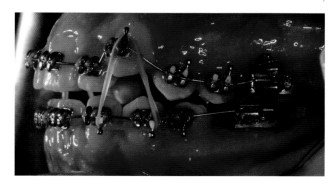

图6.15　口内像右侧观：初粘矫治装置，三角形牵引改善咬合。

图6.16　口内像左侧观：初粘矫治装置，三角形牵引改善咬合。

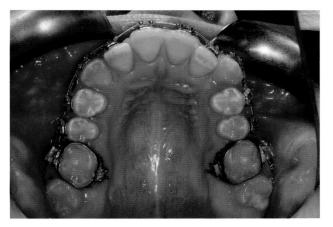 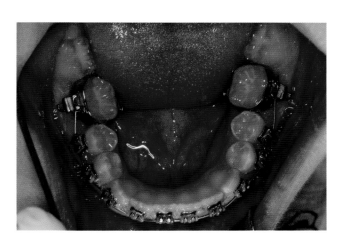

图6.17　口内像上颌𬌗面观：初粘矫治装置。

图6.18　口内像下颌𬌗面观：初粘矫治装置。

第2次复诊

5周后，下颌更换为0.016×0.022镍钛丝，从上颌右侧第一恒磨牙至上颌左侧侧切牙放置橡皮链，双侧三角形牵引继续，右侧三角形牵引改为上颌右侧尖牙和下颌右侧第一、第二前磨牙挂牵引，以纠正上下颌中线（图6.19～图6.23）。

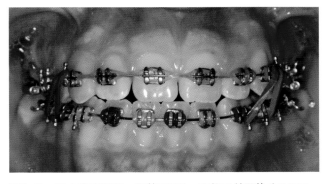

图6.19　口内像正面观：初粘5周后，下颌弓丝更换为0.016×0.022镍钛丝，上颌局部放置橡皮链。

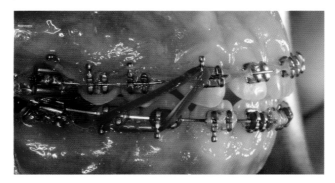

图6.20 口内像右侧观：初粘5周后，三角形牵引有Ⅱ类牵引的分力，有助于将下颌中线左移。

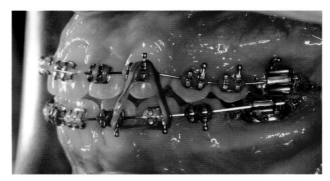

图6.21 口内像左侧观：初粘5周后，三角形牵引继续，改善左侧咬合关系。

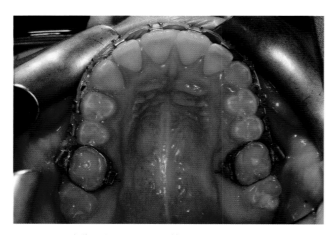

图6.22 口内像上颌𬌗面观：初粘5周后。

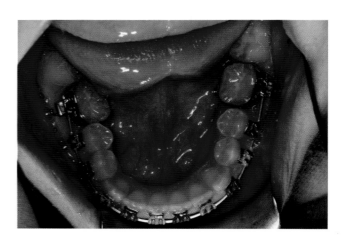

图6.23 口内像下颌𬌗面观：初粘5周后。

第3次复诊

5周后，上下颌更换为0.017×0.025镍钛丝，上颌全颌橡皮链，下颌从左侧第一恒磨牙至右侧尖牙放置橡皮链。右侧三角形牵引，从上颌右侧尖牙至下颌右侧尖牙及第一前磨牙，左侧Ⅲ类牵引（3/16″，6oz），从下颌左侧尖牙至上颌左侧第一恒磨牙，继续调整中线（图6.24～图6.28）。

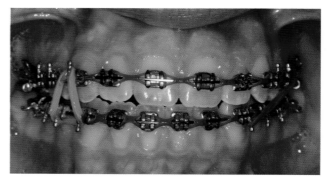

图6.24 口内像正面观：上下颌更换为0.017×0.025镍钛丝。使用橡皮链关闭散在间隙并维持。

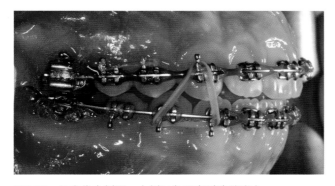

图6.25 口内像右侧观：右侧三角形牵引改善咬合。

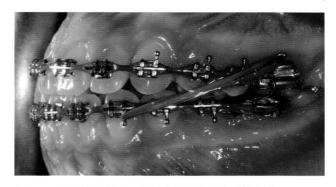

图6.26 口内像左侧观：左侧Ⅲ类牵引继续调整中线。

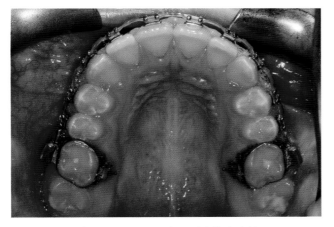

图6.27 口内像上颌𬌗面观：上颌弓形有较大改善。

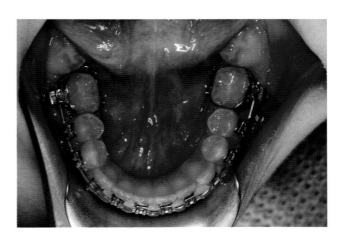

图6.28 口内像下颌𬌗面观：下颌弓形有所改善，下颌第一恒磨牙进一步直立。

第4次复诊

4周后，上下全颌橡皮链，右侧继续三角形牵引，左侧改为三角形牵引，从下颌左侧尖牙至上颌左侧尖牙和上颌左侧第一恒磨牙（图6.29～图6.33）。

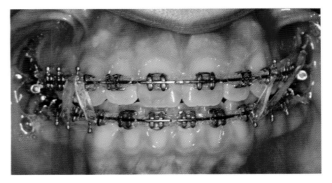

图6.29 口内像正面观：覆𬌗覆盖有所改善。

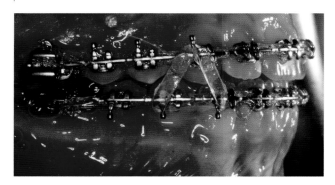

图6.30 口内像右侧观：右侧继续三角形牵引。

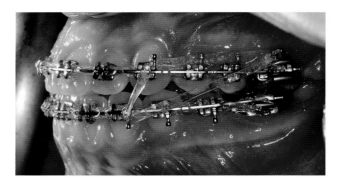

图6.31 口内像左侧观：三角形牵引有Ⅲ类牵引分力，起到调整中线、改善后牙咬合作用。

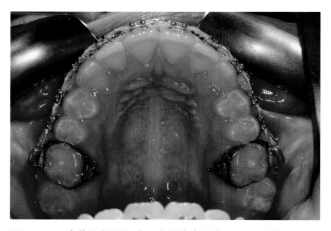

图6.32 口内像上颌𬌗面观：全颌橡皮链防止再出现散在间隙。

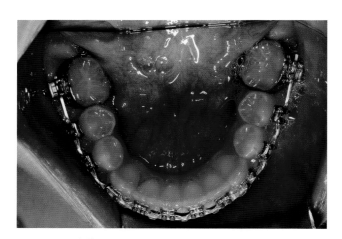

图6.33 口内像下颌𬌗面观：弓形进一步改善，全颌橡皮链防止再出现散在间隙。

第5次复诊

5周后，上下颌继续全颌橡皮链。上颌右侧尖牙到下颌右侧第一恒磨牙Ⅱ类牵引，下颌左侧尖牙至上颌左侧第一恒磨牙Ⅲ类牵引（3/16″，6oz），嘱每日更换橡皮圈，继续调整中线以实现双侧Ⅰ类咬合关系（图6.34~图6.36）。

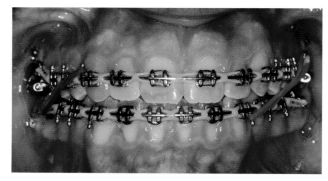

图6.34 口内像正面观：上下颌继续全颌橡皮链，右侧Ⅱ类牵引，左侧Ⅲ类牵引，调整中线以实现双侧Ⅰ类咬合。

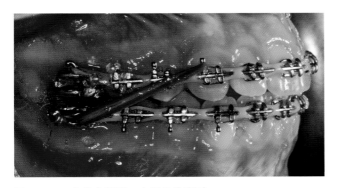

图6.35 口内像右侧观：右侧 II 类牵引。

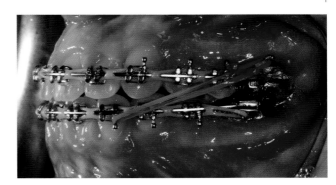

图6.36 口内像左侧观：左侧 III 类牵引。

第6、7次复诊

7周后，第6次复诊，依从性下降，未认真配合挂牵引，口腔卫生差。叮嘱患者配合治疗和保持口腔卫生的重要性，更换橡皮链，并嘱继续挂牵引。

6周后，第7次复诊，依从性较好，口腔卫生改善，上颌继续全颌橡皮链。

第8次复诊

8周后，放置相同的弓丝，上颌继续全颌橡皮链，左侧三角形牵引，从上颌左侧尖牙至下颌左侧第

一、第二前磨牙，右侧 II 类牵引，从上颌右侧尖牙至下颌右侧第一恒磨牙（图6.37～图6.41）。

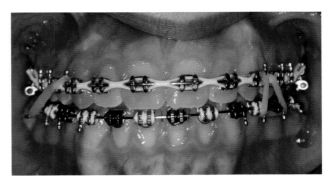

图6.37 口内像正面观：上下颌中线有较大改善。

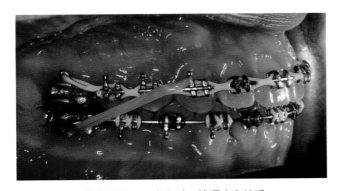

图6.38 口内像右侧观：II 类牵引，精调咬合关系。

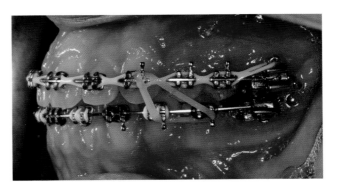

图6.39 口内像左侧观：三角形牵引有 II 类牵引分力，改善咬合。

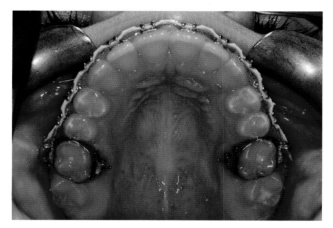

图6.40 口内像上颌殆面观：8周后。

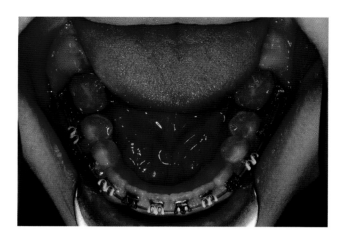

图6.41 口内像下颌殆面观：8周后。

第9次复诊

6周后，拆除全口矫治装置，取印模准备制作即刻压膜保持器，夜间保持戴用。嘱患者1个月后复诊，治疗后第1年每季度复诊1次。患者的最终咬合是磨牙、尖牙Ⅰ类关系，由于下颌骨性右偏，故下颌中线仍右偏1.5mm。上下颌弓形呈U形，宽度理想，全景片显示牙根平行，未有明显牙根吸收，髁突长度不对称，与矫治前相比无变化。建议患者拔除第三恒磨牙；软组织达到新平衡，鉴于家长及患者在矫治前已充分了解骨性偏斜只有通过手术方式才能解决，故矫治结束后家长及患者可以接受下颌骨仍不对称的状态（图6.42~图6.51）。矫治时间共12个月，整体头影重叠图显示患者有轻微的水平向生长，几乎没有垂直向生长；殆平面逆旋增大了WITS值，表现为Ⅱ类骨性关系。局部头影重叠图显示由于橡皮链作用，切牙有轻微回收及伸长（图6.52，表6.3）。

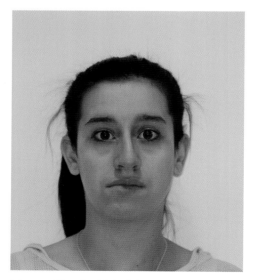

图6.42 正面观：拆除矫治器后，下颌位置有所改善，颏仍右偏。

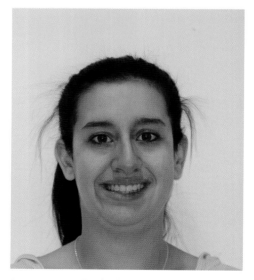

图6.43 正面观：拆除矫治器后，微笑像。

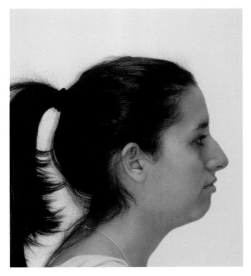

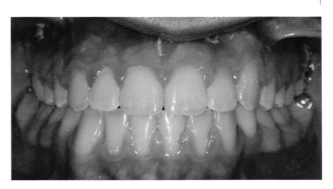

图6.45　口内像正面观：拆除矫治器后，覆𬌗覆盖及中线有改善。

图6.44　右侧侧面观：侧貌微凸。

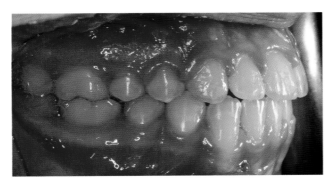

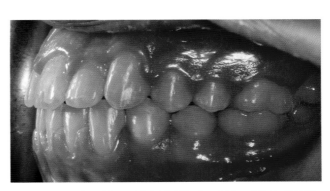

图6.46　口内像右侧观：拆除矫治器后，磨牙、尖牙Ⅰ类关系。

图6.47　口内像左侧观：拆除矫治器后，磨牙、尖牙Ⅰ类关系。

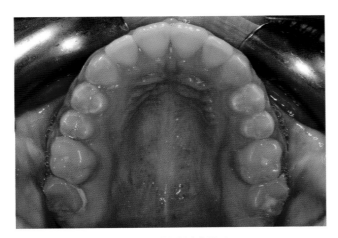

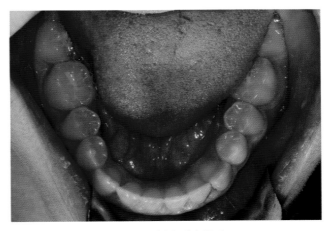

图6.48　口内像上颌𬌗面观：拆除矫治器后。

图6.49　口内像下颌𬌗面观：拆除矫治器后。

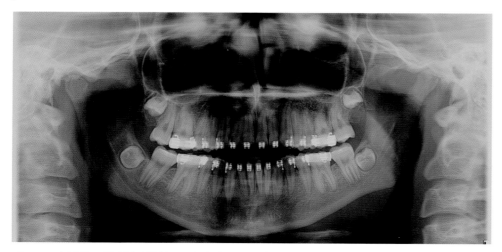

图6.50　全景片：拆除矫治器前，牙根长度正常，未见明显医源性副作用。

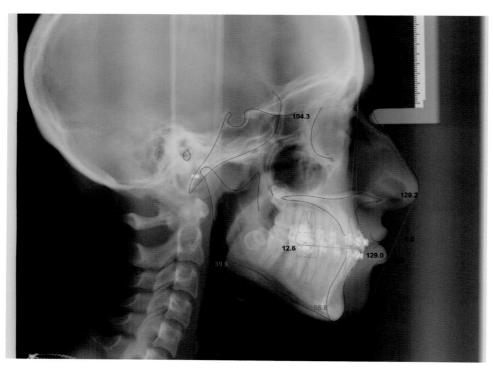

图6.51　数字化头颅侧位片：矫治后，骨性及牙性关系保持不变。

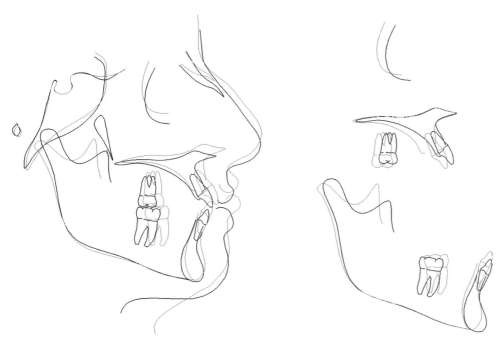

图6.52　**整体和局部头影重叠图（治疗前，黑色；治疗后，红色）：少量的生长发育及橡皮链作用下的切牙少量回收。**

表6.3　**主要的头影测量分析值前后变化**

	正常值	矫治前	矫治后
SNA	82°	77.7°	80.7°
SNB	80°	76.3°	77.6°
ANB	2°	+1.6°	+3.1°
WITS 值	－1 ～+1 mm	－1.1 mm	+1.8 mm
FMA	21°	22.3°	27.8°
SN–GoGn	32°	40.1°	39.9°
U1–SN	105°	102.8°	104.3°
L1–GoGn	95°	89.6°	86.8°
软组织			
下唇–E线	－2.0 mm	－3.0 mm	－0.8 mm
上唇–E线	－1.6 mm	－7.0 mm	－5.0 mm

SNA，蝶鞍点–鼻根点–上牙槽嵴点；SNB，蝶鞍点–鼻根点–下牙槽嵴点；ANB，上牙槽嵴点–鼻根点–下牙槽嵴点；FMA，下颌平面角；SN–GoGn，前颅底平面–下颌平面角；U1–SN，上中切牙长轴与前颅底平面的交角；L1–GoGn，下中切牙长轴与下颌平面的交角。

小结

本病例主要问题为下颌骨的骨性不对称，正畸治疗集中于对上下牙列的调整。牙齿的排齐及功能粭平面的调整对患者原本需要手术的骨性畸形有掩饰作用，成年后可以进行颏成形术进一步掩饰骨性畸形以避免复杂的颌骨手术。

复习题

1 此病例中如何调整上下颌中线？

2 此病例如何改善面部美观？

参考文献

[1] Faustini MM, Hale C, Cisneros GC. Mesh diagram analysis: Developing a norm for African Americans. Angle Orthod 67: 121–128, 1997.

[2] Janakiraman N, Feinberg M, Vishwanath M et al. Integration of 3-dimensional surgical technologies with orthognathic "surgery-first" approach in the management of unilateral condylar hyperplasia. Am J Orthod Dentofac Orthop 148: 1054–1066, 2015.

[3] Severt TR, Proffit WR. The prevalence of facial asymmetry in the dentofacial deformities population at the University of North Carolina. Int J Adult Orthogn Sur 12: 171–176, 1997.

7

骨性Ⅱ类、牙性Ⅱ类病例：拔除上颌第一前磨牙
Class II Skeletal and Class II Dental: Extraction of Maxillary First Premolars

---

学习目标

- 什么时候仅拔除上颌两颗前磨牙
- 单颌拔牙所需支抗的必要条件

问诊记录

患者为12岁男性，因原正畸医生在治疗早期阶段退休，想继续正畸治疗。

- 生长发育阶段：青春期前
- 治疗动机：好
- 全身疾病史：无
- 牙科既往史：定期口腔检查
- 家族史:双胞胎姐姐需要正畸治疗，错𬌗畸形未详细说明
- 不良习惯：无
- 限制性因素：无
- 面型：中面型、卵圆面型

- 面部比例：下面高较长

临床检查

- 唇齿关系（图7.1和图7.2）
    - 息止颌位：切牙暴露5mm
    - 微笑状态：切牙暴露7mm
- 呼吸方式：鼻呼吸
- 唇部状态：息止颌位时闭合
- 软组织侧貌：直面型（图7.3）
- 鼻唇角：钝角
- 下颌平面角高（高角型）
- 颏部突出情况：后缩
- 颏肌活动：正常

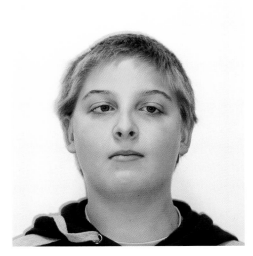

图7.1 正面观：息止颌位时面部对称，卵圆面型。

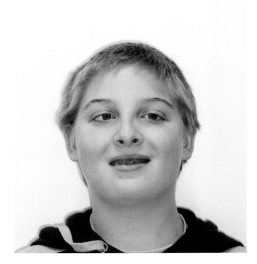

图7.2 正面观：微笑时露出少许牙龈。

Atlas of Orthodontic Case Reviews, First Edition. Marjan Askari and Stanley A. Alexander.
© 2017 John Wiley & Sons, Inc. Published 2017 by John Wiley & Sons, Inc.

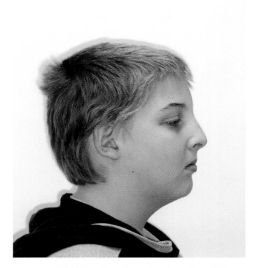

图7.3　右侧侧面观：直面型；鼻唇角为钝角。

牙列情况（图7.4）

- 临床可见牙齿：

654c21	12456
654321	123456

- 覆盖：2mm
- 覆𬌗：2mm
- 中线：上颌中线左偏 2mm，下颌中线右偏2mm。
- Spee曲线：适中
- 反𬌗：无
- 龋齿：无

右侧颊侧观（图7.5）

- 磨牙关系：Ⅱ类，尖对尖
- 尖牙关系：不确定
- Spee曲线：适中
- 反𬌗：无
- 龋齿：无，但有明显的牙齿菌斑、软垢

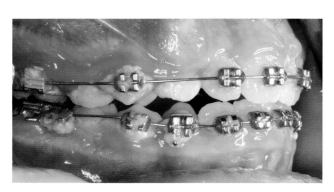

图7.5　口内像右侧观：戴用原正畸医生设计的矫治器，矫治器周围有明显软垢堆积。

左侧颊侧观（图7.6）

- 磨牙关系：Ⅱ类，完全尖对尖
- 尖牙关系：不确定
- Spee曲线：适中
- 反𬌗：无
- 龋齿：无

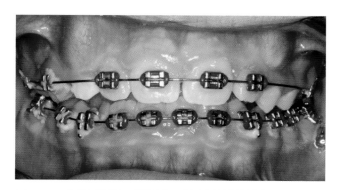

图7.4　口内像正面观：戴用原正畸医生设计的矫治器。

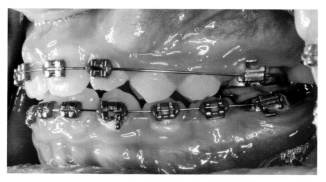

图7.6　口内像左侧观：戴用原正畸医生设计的矫治器。

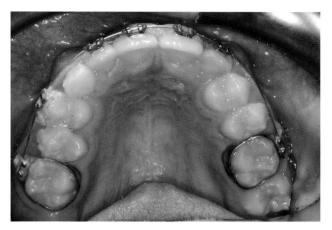

图7.7 口内像上颌𬌗面观：戴用原正畸医生设计的矫治器，上颌左侧尖牙阻生。

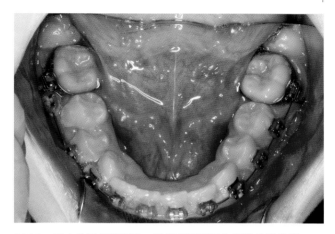

图7.8 口内像下颌𬌗面观：戴用原正畸医生设计的矫治器。

上颌牙弓（图7.7）

- 不对称，呈U形伴随左侧尖牙阻生
- 龋齿：无

下颌牙弓（图7.8）

- 呈U形，尖圆形
- 轻度拥挤

功能检查

- 最大开口度=35mm
- 正中关系位–正中𬌗位（CR–CO）：一致
- 最大前伸侧方运动：右侧=10mm；左侧=11mm；前伸=5mm
- 颞下颌关节触诊：无敏感或疼痛
- 右侧和左侧咬肌：在正常范围内
- 不良习惯：无
- 发音：正常
- 替牙𬌗晚期，上颌左侧尖牙阻生；存在全部32颗已经萌出或正在发育的牙齿（图7.9）
- 牙根长度及牙周组织正常
- 髁突形态正常

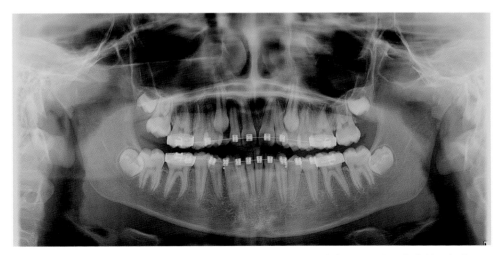

图7.9 全景片：患者佩戴矫治器，上颌左侧尖牙阻生。存在所有恒牙和正在生长的第三恒磨牙。牙根长度和牙周组织正常。

诊断和治疗计划

患者表现为牙性与骨性Ⅱ类关系，上颌左侧尖牙完全阻生，下颌后缩，高角型。然而，下颌牙列却不拥挤（表7.1和表7.2；图7.9和图7.10）。

上下颌由于牙性与骨性Ⅱ类问题，尖牙阻生。推荐拔除上颌第一前磨牙，下颌在非拔牙的基础上治疗。

表7.1　主要的头影测量分析值

	标准值	治疗前
SNA	80°	79.7°
SNB	78°	74.4°
ANB	2°	+5.3°
WITS 值	-1 ~ +1 mm	+3.9 mm
FMA	21°	28°
SN–GoGn	32°	40.3°
U1–SN	105°	103.6°
L1–GoGn	95°	89.3°
软组织		
下唇–E线	-2 mm	-2.2 mm
上唇–E线	-1.6 mm	-5.3 mm

SNA，蝶鞍点–鼻根点–上牙槽嵴点；SNB，蝶鞍点–鼻根点–下牙槽嵴点；ANB，上牙槽嵴点–鼻根点–下牙槽嵴点；FMA，下颌平面角；SN–GoGn，前颅底平面–下颌平面角；U1–SN，上中切牙长轴与前颅底平面的交角；L1–GoGn，下中切牙长轴与下颌平面的交角。

表7.2　患者三维方向关系问题列表

	横向	矢状向	垂直向
软组织	正常	直面型；鼻唇角为钝角	高角型
上下牙列	间隙不足	替牙殆晚期；Ⅱ类磨牙关系，尖牙阻生	覆殆2mm
上下颌骨	正常	Ⅱ类	高角型

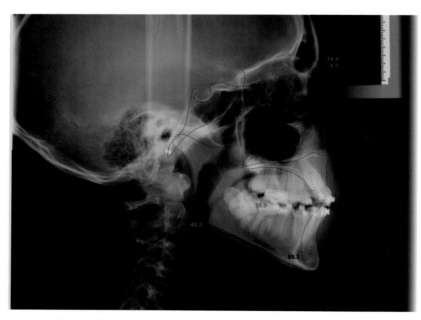

图7.10　数字化头颅侧位片：患者骨性Ⅱ类关系，高角型。

治疗目标

采用单颌拔牙，拔除第一前磨牙以解除拥挤。最后的结果将创造一个既有功能又美观的Ⅱ类磨牙关系和Ⅰ类尖牙关系。由于不存在拥挤且下颌后退，下颌牙弓选择在美观因素上更可取的非拔牙矫治（图7.11和图7.12）。

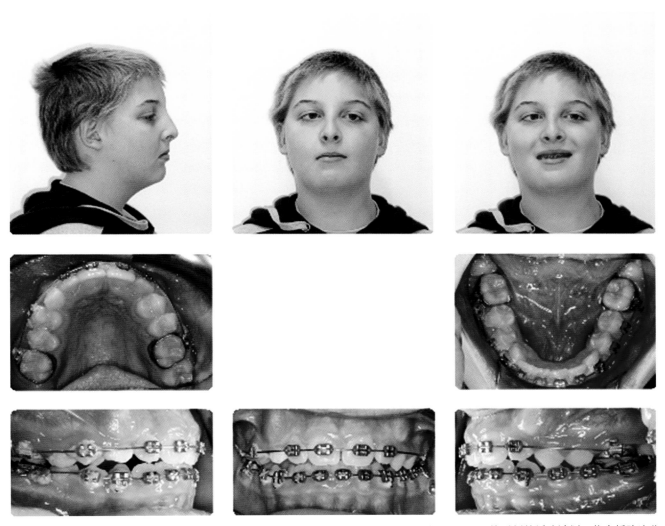

图7.11 治疗前患者的面貌像。注意这个患者是其他医院的转诊病例，因此已佩戴矫治器。一旦接受新的矫治计划，将会拆除这些矫治器，取而代之的是新的矫治器。

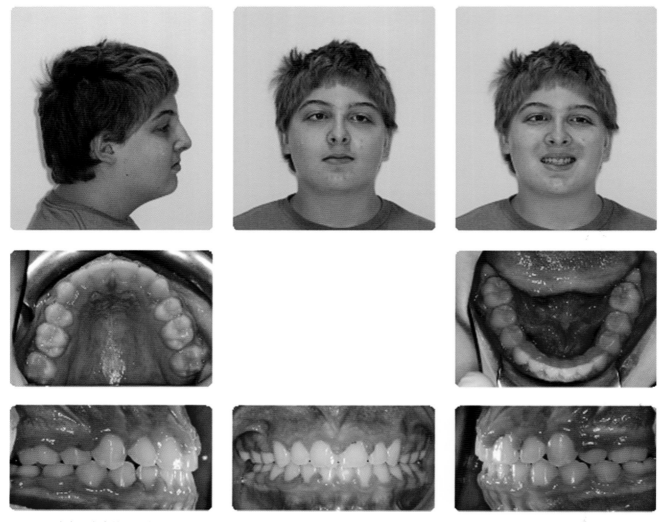

图7.12 治疗后患者的面𬌗像。

治疗方案选择

可供家长及患者选择的治疗方案如下：

（1）暂不治疗。
（2）拔除双侧上颌第一前磨牙。
（3）拔除双侧上颌第一前磨牙和下颌第二前磨牙。
（4）不拔牙。上颌扩弓，试图为阻生尖牙提供间隙。尽管提出该选项，但是鉴于患者拥挤程度及垂直生长趋势，其稳定性较差，推断该选择预后较差。

家长及患者在考虑了每个选项的优缺点后选择了方案（2）。

第1次复诊

在放置新的矫治器之前，拆除以前的矫治器。放置分牙圈，以便于下一周粘接带环。试带环，为了增加上颌支抗制作Nance弓矫治器，进行iTero扫描。下颌带环使用玻璃离子粘接。下次复诊，粘接Nance弓矫治器。上颌第二前磨牙和切牙粘接2D托槽。拔除上颌双侧第一前磨牙和右侧乳尖牙。下颌切牙，左侧尖牙和左右侧第一前磨牙粘接2D托槽。上下颌放置0.016镍钛丝，结扎入槽。在下颌右侧侧切牙与第一前磨牙之间放置推簧为右侧尖牙开大间隙，并且向左移动下颌中线（图7.13～图7.17）。

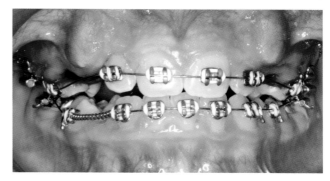

图7.13　口内像正面观：佩戴新的矫治器，0.016镍钛丝结扎入槽。

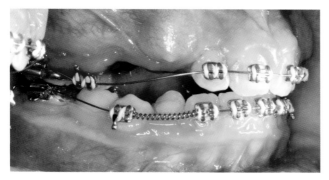

图7.14　口内像右侧观：佩戴新的矫治器，下颌牙弓放置推簧，将中线向左侧移动并且为不齐的右侧尖牙扩大间隙。

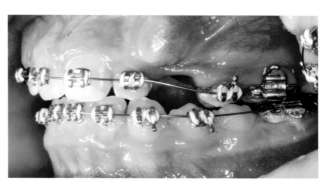

图7.15　口内像左侧观：佩戴新的矫治器。

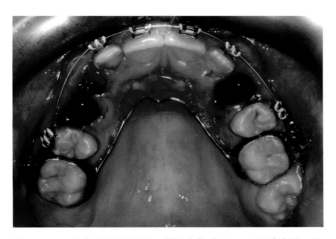

图7.16　口内像上颌𬌗面观：增强支抗的Nance弓矫治器。注意佩戴矫治器当天的拔牙位置。

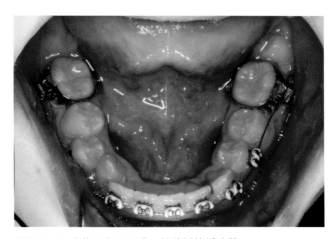

图7.17　口内像下颌𬌗面观：佩戴新的矫治器。

第2次复诊

4周后，上颌弓丝更换为0.017×0.025镍钛丝。下颌弓丝保持不变，重新结扎。上颌尖牙开始萌出，进入牙弓（图7.18～图7.22）。口腔卫生需要改善并且再次向患者强调。

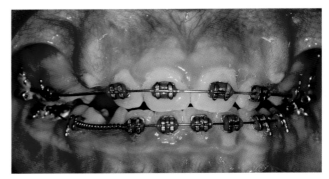

图7.18 口内像正面观：4周后，上颌弓丝更换为0.017×0.025镍钛丝。

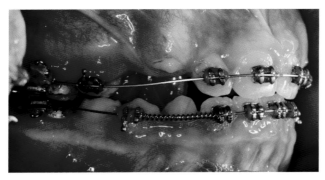

图7.19 口内像右侧观：4周后，注意上颌尖牙开始萌出和下颌牙弓为尖牙提供的间隙。

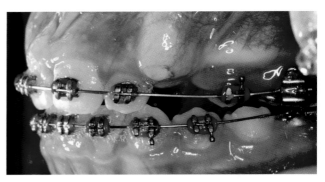

图7.20 口内像左侧观：4周后，注意上颌尖牙开始萌出。

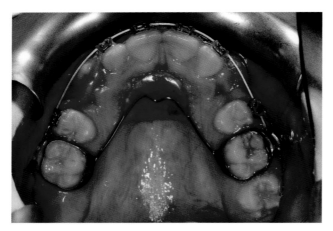

图7.21 口内像上颌𬌗面观：4周后。

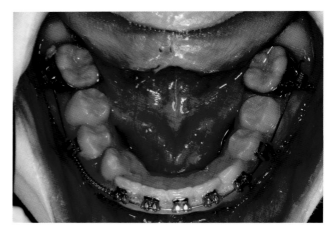

图7.22 口内像下颌𬌗面观：4周后。

第3次复诊

第5周，下颌右侧尖牙粘接托槽，结扎入0.016镍钛丝。上颌尖牙继续萌出（图7.23～图7.27）。口腔卫生差，再次强调。

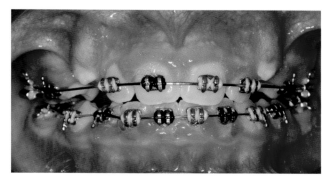

图7.23 口内像正面观：5周后，注意下颌中线的改善。

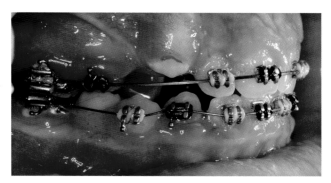

图7.24 口内像右侧观：5周后。

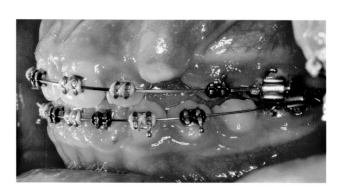

图7.25 口内像左侧观：5周后。

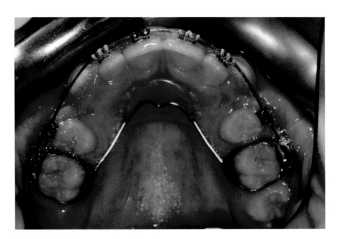

图7.26 口内像上颌𬌗面观：5周后。

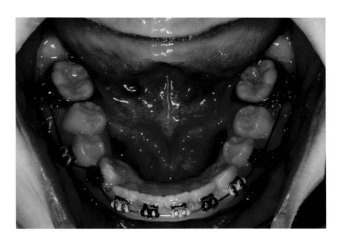

图7.27 口内像下颌𬌗面观：5周后。

第4次复诊

13周后，剩余的前磨牙和尖牙粘接托槽。为了将上颌尖牙纳入矫治系统，上颌弓丝换为弹性较好的0.016镍钛丝。为了尖牙的进一步萌出和抵消迫使尖牙萌出的额外的力对上颌侧切牙与第二前磨牙所产生的副作用力（图7.28～图7.32），从上颌尖牙到下颌尖牙和第一前磨牙佩戴三角形牵引（3/16″，4.5oz）。

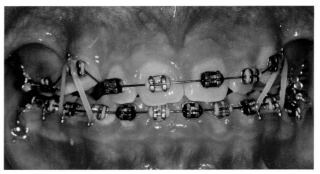

图7.28　口内像正面观：13周后，剩余牙齿粘接托槽。

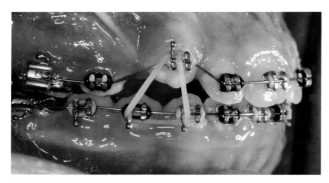

图7.29　口内像右侧观：13周后，使用一个三角形牵引以增加尖牙的萌出力。

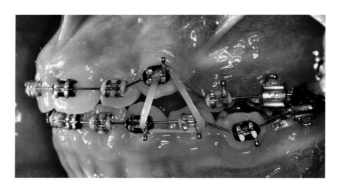

图7.30　口内像左侧观：13周后，使用一个三角形牵引以增加尖牙的萌出力。

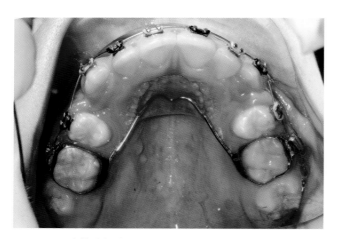

图7.31　口内像上颌𬌗面观：13周后。

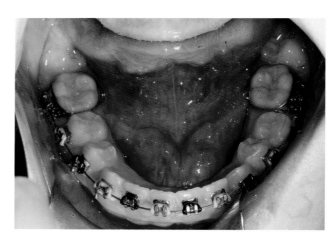

图7.32　口内像下颌𬌗面观：13周后。

第5次复诊

5周后，上下颌弓丝更换为0.016×0.022镍钛丝（图7.33）。上颌弓丝置于双侧第二前磨牙托槽龈方，帮助双侧前磨牙萌出（图7.34和图7.35）。上颌从左侧第一恒磨牙到右侧第一恒磨牙放置弹性橡皮链防止再出现散在间隙。上下颌牙弓弓形开始协调，呈现U形外观（图7.36和图7.37）。每天继续三角形牵引（3/16″，4.5oz）。从上颌右侧尖牙到下颌第一和第二前磨牙进行三角形牵引，完善尖牙Ⅰ类关系。从上颌左侧第二前磨牙到下颌第一、第二前磨牙进行三角形牵引，增加左侧第二前磨牙的萌出力。口腔卫生仍然是一个问题，再次强调。

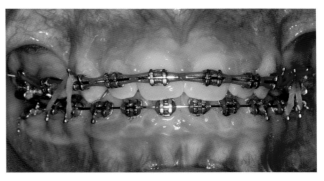

图7.33　口内像正面观：5周后，上下颌弓丝更换为0.016×0.022镍钛丝。上颌牙弓放置弹性橡皮链，防止再出现散在间隙。

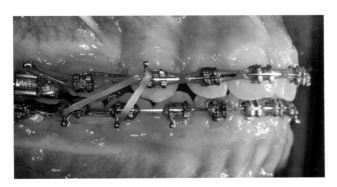

图7.34　口内像右侧观：5周后，利用Ⅱ类三角形牵引改善牙尖交错关系。注意为了达到促萌效果，上颌弓丝置于第二前磨牙托槽龈方。

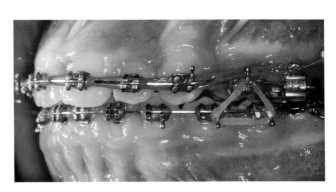

图7.35　口内像左侧观：5周后，佩戴三角形牵引改善牙弓左侧部分牙尖交错关系。注意为了达到促萌效果，上颌弓丝置于第二前磨牙托槽龈方。

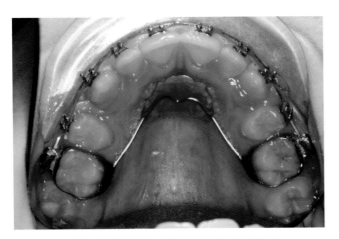

图7.36　口内像上颌𬌗面观：5周后，注意弓形的改善。

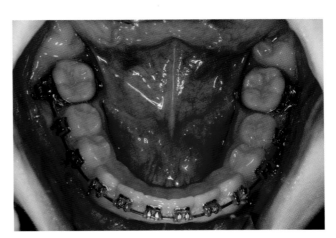

图7.37　口内像下颌𬌗面观：5周后，注意弓形的改善。

第6、7次复诊

5周后，第6次复诊，拆除Nance弓矫治器。上下颌更换为0.017×0.025镍钛丝。不继续戴用弹性橡皮链。6周后第7次复诊，拍摄一张矫治中的全景片，检查牙齿的角度和监控牙根是否吸收（图7.38）。注意在萌出过程中右侧第二恒磨牙发生了正锁𬌗。由于口腔卫生差导致牙龈肿大，因此拆除上颌第一恒磨牙带环和第二前磨牙托槽。将第二恒磨牙纳入矫治。第二恒磨牙以玻璃离子粘接带环，结扎入0.016×0.022

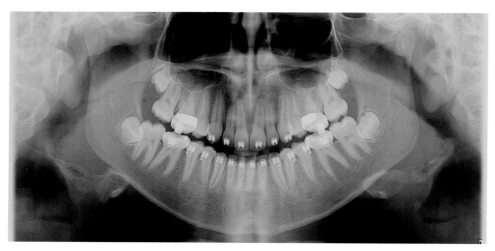

图7.38 全景片：矫治过程中拍摄，牙根形态正常。

镍钛丝。下颌切牙托槽倒置重粘，以产生冠唇向转矩完善覆盖关系。每日佩戴的三角形牵引（3/16″，4.5oz）更改为上颌尖牙到下颌尖牙和第一前磨牙（图7.39～图7.43）。

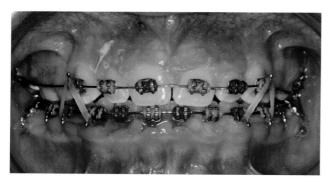

图7.39 口内像正面观：6周后，拆除下颌托槽，托槽倒置以获得相反的转矩，改善覆盖。

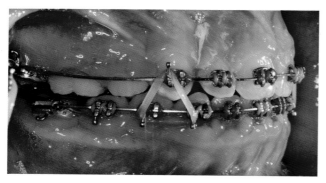

图7.40 口内像右侧观：6周后，由于口腔卫生问题，拆除上颌磨牙带环和第二前磨牙托槽。

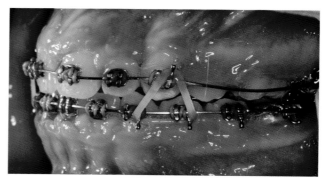

图7.41 口内像左侧观：6周后，由于口腔卫生问题，拆除上颌磨牙带环和第二前磨牙托槽。

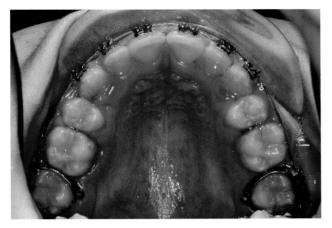

图7.42 口内像上颌殆面观：6周后，由于口腔卫生问题，拆除第一恒磨牙带环和第二前磨牙托槽。

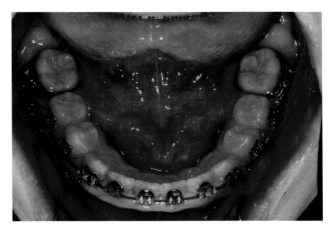

图7.43 口内像下颌殆面观：6周后。

第8次复诊

6周后，上颌第一恒磨牙和第二前磨牙分别粘接颊管和托槽。放置0.017×0.025镍钛丝。患者继续佩戴三角形牵引（3/16″，4.5oz），从上颌尖牙到下颌尖牙和第一前磨牙。上颌尖牙到尖牙之间放置弹性橡皮链，关闭间隙（图7.44～图7.48）。橡皮链结扎入尖牙托槽的近中翼，防止尖牙近中扭转。

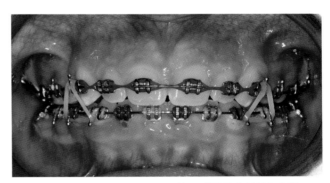

图7.44 口内像正面观：6周后，放置弹性橡皮链关闭间隙。

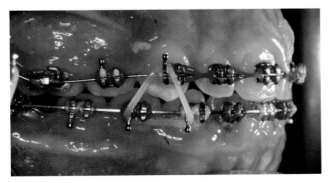

图7.45 口内像右侧观：6周后，注意第一恒磨牙粘接颊管代替磨牙带环。为了防止发生扭转，弹性橡皮链结扎入尖牙托槽的近中翼。继续佩戴三角形牵引，改善牙尖交错关系。

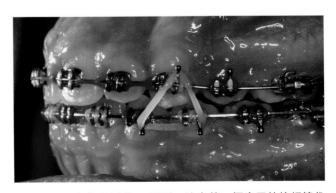

图7.46 口内像左侧观：6周后，注意第一恒磨牙粘接颊管代替磨牙带环。为了防止发生扭转，弹性橡皮链结扎入尖牙托槽的近中翼。继续佩戴三角形牵引，改善牙尖交错关系。

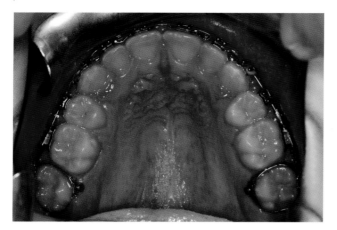

图7.47 口内像上颌殆面观：6周后，第一恒磨牙粘接颊管。

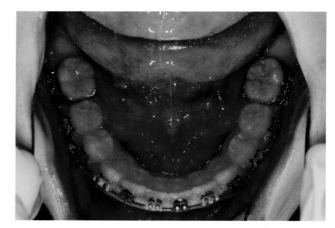

图7.48 口内像下颌殆面观：6周后。

第9、10次复诊

由于患者佩戴三角形牵引10周，曲线得以整平，右侧第二恒磨牙正锁殆得到纠正。上颌弓丝侧切牙远中端切断，下颌弓丝尖牙远中端切断（图7.49）。注意上颌侧切牙远中和下颌尖牙远中没有弓丝。上颌切牙以弹性橡皮链连接以关闭间隙。橡皮圈（3/8″，4.5oz）从下颌第一恒磨牙到上下颌尖牙上下交替放置，为了调整牙间交错关系每天佩戴（图7.50和图7.51）。

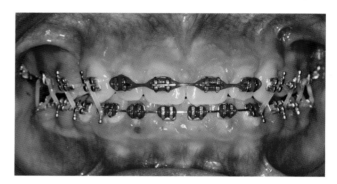

图7.49 口内像正面观：10周后，上颌弓丝侧切牙远端切断，上颌双侧切牙之间放置弹性橡皮链。下颌弓丝尖牙远端切断。

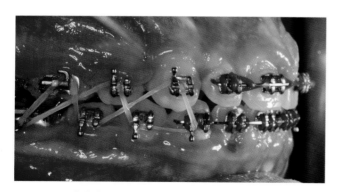

图7.50 口内像右侧观：10周后，注意为改善牙间交错关系放置橡皮圈。

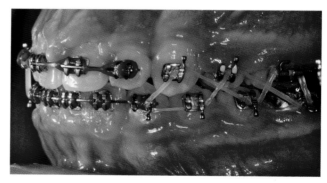

图7.51 口内像左侧观：10周后，注意为改善牙间交错关系放置橡皮圈。

第11、12次复诊

3周后，发现上下颌牙列中线相差0.5mm。为了纠正，每天夜间佩戴前方斜行牵引（3/8″，4.5oz），从上颌左侧尖牙到下颌右侧尖牙，帮助纠正中线（图7.52）。继续佩戴后牙区颌间8字牵引。4周后，患者断断续续地佩戴8字牵引和前方斜行牵引；不管怎么样，咬合关系解决了，并且目前中线相差是可以接受

的。患者预计第12次复诊2周后再次复诊时拆除矫治器。

第13次复诊

拆除患者矫治器。选择即刻压膜保持器。指导患者仅在夜间睡眠期间佩戴保持器。iTero扫描，照相，拍摄头颅侧位片（图7.53～图7.62）。由于拔除上颌第一前磨牙，患者保持Ⅱ类磨牙关系和Ⅰ类尖牙关系。覆𬌗覆盖正常。牙弓形态为U形。患者1个月后来诊观察和检查保持器是否合适。以后，每3个月来诊一次观察保持器佩戴的依从性和口腔卫生情况。整个治疗时间为17个月。

根据测量，在这17个月的治疗期间，仅发生了非常少的生长。下颌向前少量移动（图7.61和图7.62；表7.3）。局部头影重叠图显示大部分牙齿发生了改变。由于拔除上颌第一前磨牙，上颌第一恒磨牙前移至完全Ⅱ类关系；下颌切牙发生唇倾（图7.62）。由于下颌托槽倒置改变了转矩表达，下颌切牙与下颌平面角的夹角从89.3°变为95.2°。

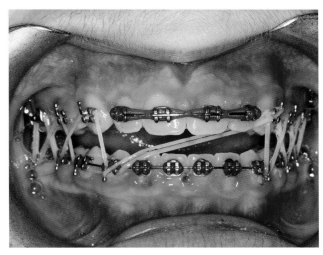

图7.52 口内像正面观：3周后，注意发生了上下颌中线偏差，指导患者佩戴前方斜行牵引加以纠正。

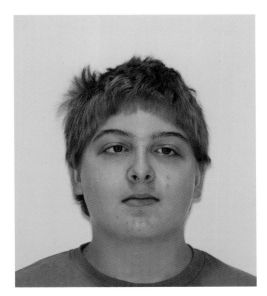

图7.53 正面观：拆除矫治器时。

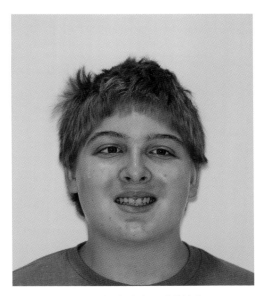

图7.54 正面观：拆除矫治器时微笑像。

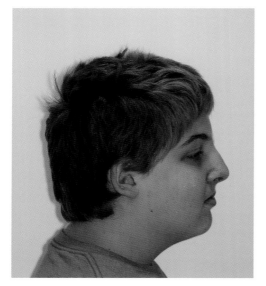

图7.55 右侧侧面观：拆除矫治器时，直面型。

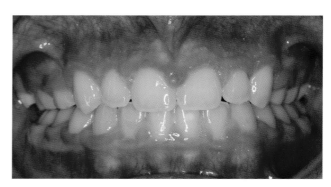

图7.56 口内像正面观：拆除矫治器时，注意患者中线的改善。

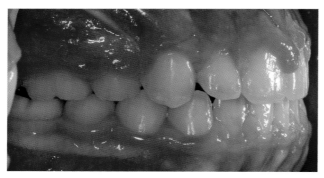

图7.57 口内像右侧观：拆除矫治器时，注意Ⅱ类磨牙关系，Ⅰ类尖牙关系，由于拔除上颌第一前磨牙，覆盖得以改善。

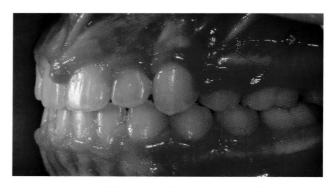

图7.58 口内像左侧观：拆除矫治器时，注意Ⅱ类磨牙关系，Ⅰ类尖牙关系，由于拔除上颌第一前磨牙，覆盖得以改善。

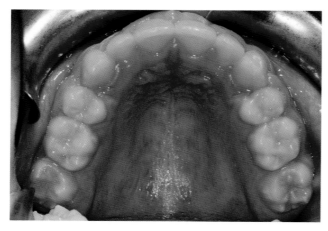

图7.59 口内像上颌𬌗面观：拆除矫治器时，注意牙弓形态的改善。

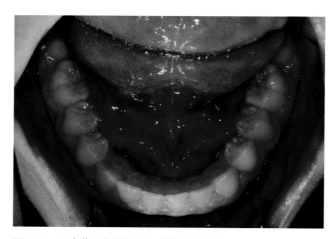

图7.60 口内像下颌𬌗面观：拆除矫治器时。

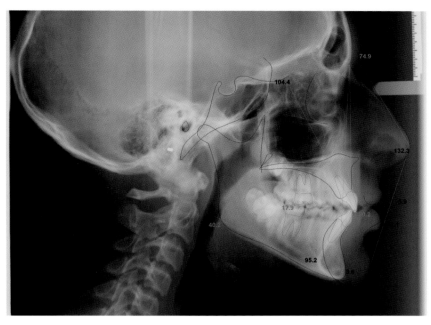

图7.61 数字化头颅侧位片：拆除矫治器时，注意骨性关系的改善和为了面部协调切牙的角度。

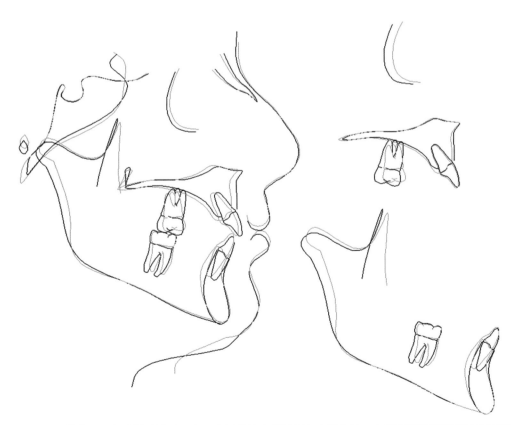

图7.62 整体和局部头影重叠图：在17个月的治疗期间仅有少量生长；上颌磨牙前移和下颌尖牙倾斜角度改善。

表7.3 主要的头影测量分析值治疗前后变化

	标准值	治疗前	治疗后
SNA	82°	79.7°	78.6°
SNB	80°	74.4°	74.9°
ANB	2°	+5.3°	+3.7°
WITS 值	－1 ～+1mm	+3.9mm	+2.0mm
FMA	21°	28°	26.8°
SN–GoGn	32°	40.3°	40.2°
U1–SN	105°	103.6°	104.4°
L1–GoGn	95°	89.3°	95.2°
软组织			
下唇–E线	－2.0mm	－2.2mm	－2.1mm
上唇–E线	－1.6mm	－5.3mm	－5.9mm

SNA，蝶鞍点–鼻根点–上牙槽嵴点；SNB，蝶鞍点–鼻根点–下牙槽嵴点；ANB，上牙槽嵴点–鼻根点–下牙槽嵴点；FMA，下颌平面角；SN–GoGn，前颅底平面–下颌平面角；U1–SN，上中切牙长轴与前颅底平面的交角；L1–GoGn，下中切牙长轴与下颌平面的交角。

小结

本患者不像他的双胞胎姐姐（第5章）牙齿是非常直立的，可以通过非拔牙治疗。而本患者不但上颌切牙角度正常，而且存在严重的拥挤，有1颗牙齿完全阻生，这位患者需要拔除上颌前磨牙。治疗结束时，上颌中切牙角度保持与治疗前基本相同，下颌切牙位置得以改善。

复习题

1 在这个病例中，上颌支抗怎样获得的？

2 下颌压簧的使用达到了两个目的，在治疗中这些目的是什么？

3 在这个病例中，通过下颌切牙托槽倒置使托槽的表达发生了什么改变？

参考文献

[1] Proffit WR. Mechanical principles in orthodontic force control. In: Proffit WR, Fields H, Sarver D, eds. Contemporary Orthodontics, 5th edn. CV Mosby Co., 2013; pp. 314–318.

[2] Proffit WR. The second stage of comprehensive treatment. In: Proffit WR, Fields H, Sarver D, eds. Contemporary Orthodontics, 5th edn. CV Mosby Co., 2013; pp. 556–581.

[3] Sondhi A. The impact of bracket selection and bracket placement on expressed tooth movement and finishing details. In: Nanda R, Kapila S, eds. Current Therapy in Orthodontics. St Louis, MO: Mosby Elsevier, 2010; pp. 68–77.

[4] Sondhi A. The implications of bracket selection and bracket placement on finishing details. Semin Orthod 9: 155–164, 2003.

[5] Von Bremen J, Pancherz H. Efficiency of early and late Class II division 1 treatment. Am J Orthod Dentofac Orthop 121(1): 31–37, 2002.

8

骨性Ⅱ类、牙性Ⅱ类病例：非依从性患者
Class II Skeletal and Class II Dental: Non-Compliant

学习目标
● Ⅱ类、非拥挤、依从性不良患者错𬌗畸形的治疗 ● Forsus 矫治器在依从性不良患者中的使用

问诊记录

患者是一位11岁男性，之前看过儿童牙医并使用下颌舌弓维持空间以及使用低位牵引矫正远中错𬌗。戴用矫治器的依从性较差，希望有一个正常的咬合。

● 生长发育阶段：青春期前
● 治疗动机：低于平均水平
● 全身疾病史：无
● 牙科既往史：在一个儿科诊所定期进行口腔保健
● 家族史：无错𬌗畸形史
● 不良习惯：无
● 面型：卵圆面型，面宽适中，颏部前突

● 面部比例：正常

临床检查

● 唇齿关系（图8.1和图8.2）
  － 息止颌位：切牙暴露1mm
  － 微笑状态：切牙暴露5mm
● 呼吸方式：鼻呼吸
● 唇部状态：息止颌位时闭合
● 在之前的治疗中有下颌舌弓和上颌磨牙带环
● 软组织侧貌：凸面型（图8.3）
● 鼻唇角：钝角
● 均角型（下颌平面角正常）

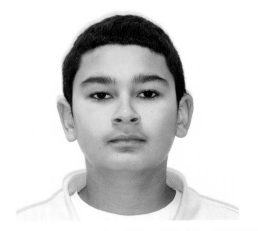

图8.1 正面观：息止颌位时面部对称，卵圆面型。

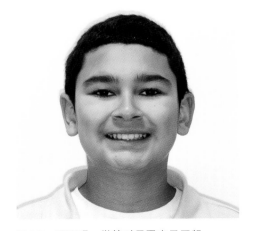

图8.2 正面观：微笑时暴露少量牙龈。

Atlas of Orthodontic Case Reviews, First Edition. Marjan Askari and Stanley A. Alexander.
© 2017 John Wiley & Sons, Inc. Published 2017 by John Wiley & Sons, Inc.

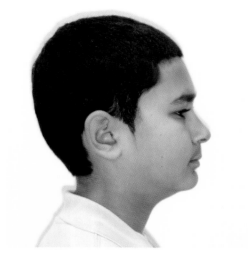

图8.3　右侧侧面观：轻度凸面型；鼻唇角为钝角。

牙列情况（图8.4）

- 临床可见牙齿：

64321	1234567
7654321	1234567

- 覆盖：4mm
- 覆𬌗：5mm
- 中线：上颌中线左偏1mm，下颌中线左偏4mm

右侧颊侧观（图8.5）

- 磨牙关系：Ⅱ类，终末平面为垂直型
- 尖牙关系：Ⅱ类
- Spee曲线：较深
- 后牙反𬌗：上颌第一前磨牙正锁𬌗
- 龋齿：无

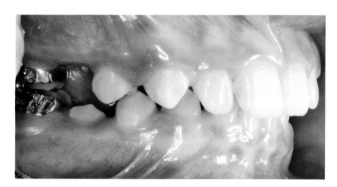

图8.5　口内像左侧观：磨牙关系为Ⅱ类，终末平面为垂直型，Spee曲线较深。

左侧颊侧观（图8.6）

- 磨牙关系：Ⅱ类
- 尖牙关系：Ⅱ类
- Spee曲线：较深
- 龋齿：无

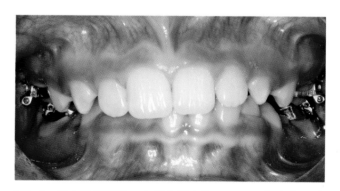

图8.4　口内像正面观：上颌中线左偏1mm，下颌中线左偏4mm。

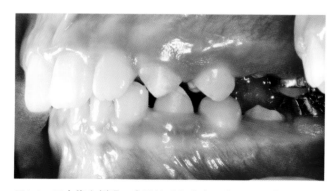

图8.6　口内像左侧观：磨牙关系为完全Ⅱ类，Spee曲线较深。

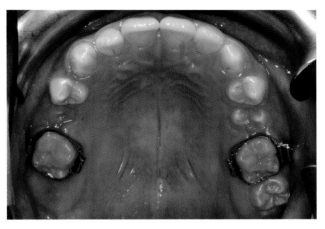 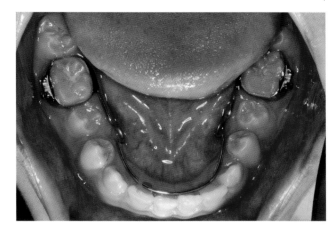

图8.7   口内像上颌𬌗面观：牙弓较宽，呈U形，第一恒磨牙扭转。　　　图8.8   口内像下颌𬌗面观：牙弓呈U形，佩戴舌弓。

上颌牙弓（图8.7）

- 对称较宽，呈U形，第一恒磨牙扭转
- 龋齿：无

下颌牙弓（图8.8）

- 呈U形，佩戴舌弓
- 龋齿：无

功能检查

- 最大开口度=40mm
- 正中关系位–正中𬌗位（CR–CO）：一致
- 最大前伸侧方运动：右侧=7mm；左侧=8mm；前伸=8mm
- 颞下颌关节触诊：正常无任何弹响、疼痛或捻发音
- 恒牙列早期，4颗第二前磨牙及上颌右侧第二恒磨牙萌出，第三恒磨牙正处于发育早期
- 牙根长度及牙周组织正常
- 髁突形态正常（图8.9）

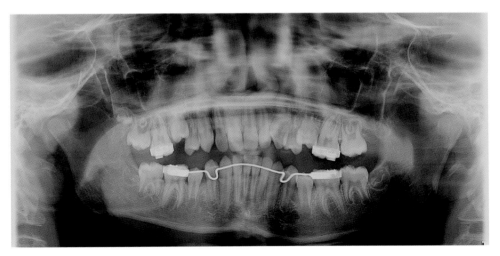

图8.9   全景片：恒牙列早期，第三恒磨牙发育，所有牙根长度及牙周组织正常。

诊断和治疗计划

这个患者为轻度的骨性Ⅱ类和牙性Ⅱ类错𬌗畸形，轻微的深覆𬌗，轻度深覆盖，有戴用正畸矫治器但不配合的治疗史，软组织侧貌为双颌前突，但外貌美观平衡（图8.9和图8.10；表8.1和表8.2）。

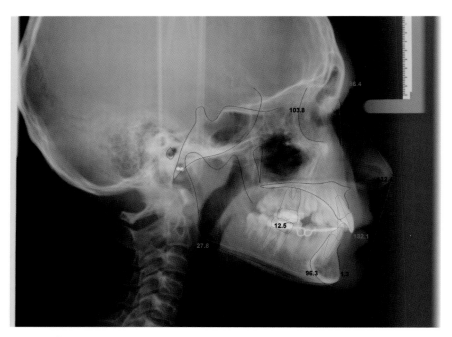

图8.10 数字化头颅侧位片：患者为轻度骨性Ⅱ类关系，均角型，切牙角度正常。

表8.1 主要的头影测量分析值

	标准值	治疗前
SNA	80°	86.4°
SNB	78°	82.7°
ANB	2°	+3.7°
WITS值	−1 ~ +1 mm	+0.7 mm
FMA	21°	23.0°
SN–GoGn	32°	27.8°
U1–SN	105°	103.8°
L1–GoGn	95°	96.3°
软组织		
下唇–E线	−2 mm	−3.1 mm
上唇–E线	−1.6 mm	−3.1 mm

SNA，蝶鞍点–鼻根点–上牙槽嵴点；SNB，蝶鞍点–鼻根点–下牙槽嵴点；ANB，上牙槽嵴点–鼻根点–下牙槽嵴点；FMA，下颌平面角；SN–GoGn，前颅底平面–下颌平面角；U1–SN，上中切牙长轴与前颅底平面的交角；L1–GoGn，下中切牙长轴与下颌平面的交角。

表8.2　患者三维方向关系问题列表

	横向	矢状向	垂直向
软组织	正常	侧貌呈双颌前突；鼻唇角较钝；颏部前突	均角型
上下牙列	右侧前磨牙正锁𬌗	恒牙列早期，磨牙、尖牙关系为Ⅱ类；中度深覆盖	覆𬌗5mm
上下颌骨	正常	远中关系	均角型

治疗目标

治疗目标是在患者正常的生长发育过程中，建立一个Ⅰ类关系并维持面部美观。由于过去的治疗遇到了配合困难，所以需要使用矫治器，但是最初还是会尝试使用低位牵引控制生长趋势。

治疗方案选择

可供家长及患者选择的治疗方案如下：

（1）暂不治疗。

（2）拔除上颌第一前磨牙纠正深覆盖，但是由于鼻唇角较钝且鼻部持续生长，可能会产生不利的美观效果。

（3）拔除上颌第二前磨牙，这会对面部鼻部的平衡产生较小的影响。

（4）非拔牙矫治，利用固定矫治器及生长变化。这是患者父母选择的方案（图8.11和图8.12）。

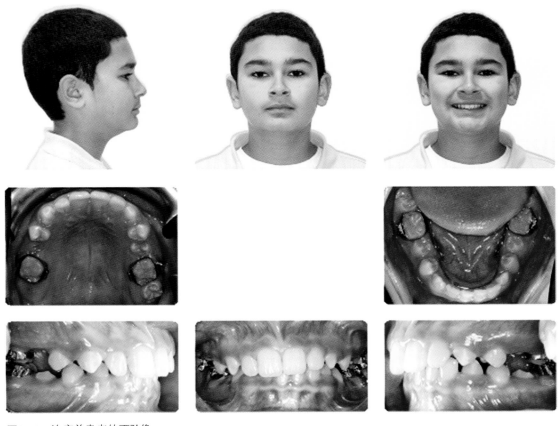

图8.11　治疗前患者的面𬌗像。

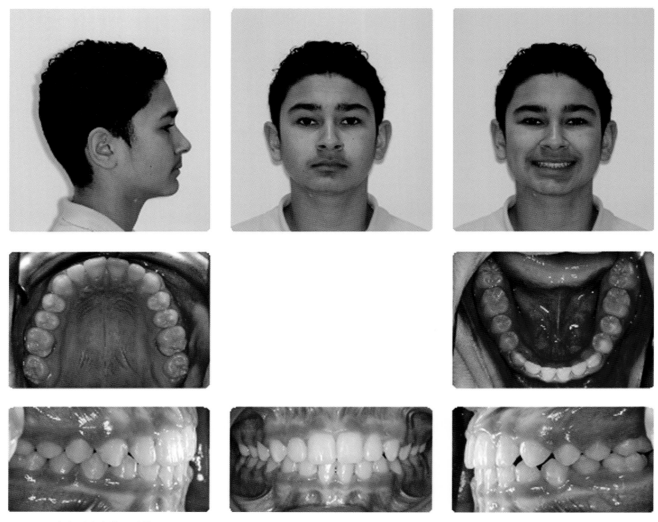

图8.12 治疗后患者的面貌像。

第1次复诊

去除口内上颌磨牙带环。下颌带环和舌弓继续佩戴；用玻璃离子粘接新的上颌磨牙带环，其余牙齿粘接2D托槽。在结扎的过程中，拆除下颌左侧第二前磨牙托槽，用舌侧扣代替，上下颌均放置0.016镍钛丝并结扎。在上颌第一恒磨牙和上颌第一前磨牙之间放置压簧，为第二前磨牙的萌出维持间隙，橡皮链放置在下颌左侧第二前磨牙舌侧扣和第一恒磨牙的钩上以纠正扭转。舌弓防止磨牙扭转，调整低位牵引装置并适当加力（图8.13～图8.17）。

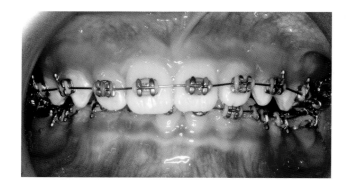

图8.13 口内像正面观：粘接托槽当天。

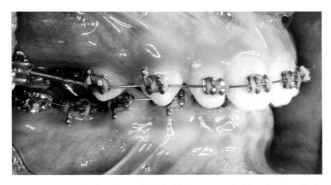

图8.14　口内像右侧观：粘接托槽当天，上颌第一恒磨牙和上颌第一前磨牙之间加压簧维持间隙。

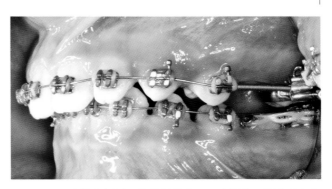

图8.15　口内像左侧观：粘接托槽当天，上颌第一恒磨牙和上颌第一前磨牙之间加压簧维持间隙，在下颌左侧第二前磨牙舌侧扣和第一恒磨牙之间加橡皮链纠正扭转。

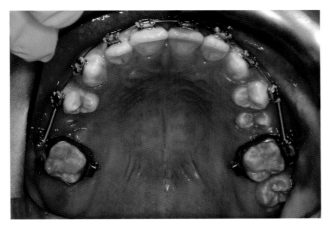

图8.16　口内像上颌𬌗面观：粘接托槽当天，用压簧维持间隙。

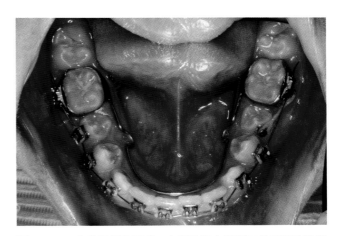

图8.17　口内像下颌𬌗面观：在舌弓和左侧第二前磨牙的舌侧扣至第一恒磨牙之间放置橡皮链纠正扭转。

第2、3次复诊

　　4周后，上颌更换为0.016×0.022镍钛丝，压簧维持间隙，下颌弓丝通过右侧第二前磨牙和左侧尖牙的龈方使其伸长。橡皮链放置在下颌第二前磨牙使其扭转。

　　8周后，下颌左侧第二前磨牙的舌侧扣用托槽代替，放置原丝（图8.18～图8.22）。

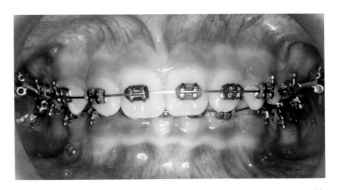

图8.18　口内像正面观：4周后，上颌更换为0.016×0.022镍钛丝。

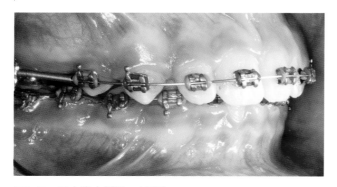

图8.19 口内像右侧观：4周后。

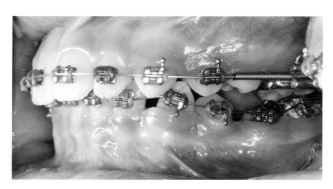

图8.20 口内像左侧观：4周后。

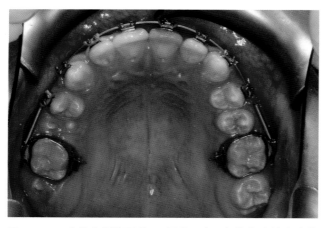

图8.21 口内像上颌𬌗面观：4周后，磨牙颊管角度的表达使第一恒磨牙的扭转改善。

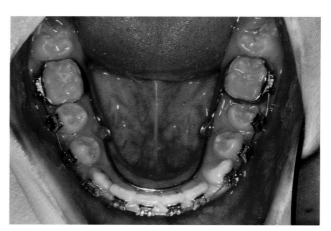

图8.22 口内像下颌𬌗面观：4周后，左侧第二前磨牙扭转改善。

第4、5次复诊

前一次复诊4周后，上颌更换为0.017×0.025不锈钢丝并结扎；下颌更换为0.016×0.022镍钛丝。下颌弓丝通过第二前磨牙的龈方使其伸长。在下颌两侧第一前磨牙之间放置橡皮链以防止再出现散在间隙。患者未遵循医嘱不能经常佩戴低位牵引装置。

4周后，去除下颌舌弓，用玻璃离子在第一恒磨牙上粘接新的带环。上颌左侧第二前磨牙粘接托槽；上颌更换为0.017×0.025镍钛丝并结扎，弓丝通过第二前磨牙的龈方使其伸长；在上颌两侧尖牙之间及下颌两侧第一前磨牙之间放置橡皮链防止再出现散在间隙（图8.23～图8.27）。在此期间，低位牵引装置错位且未佩戴。患者及其父母要求停止使用低位牵引装置。

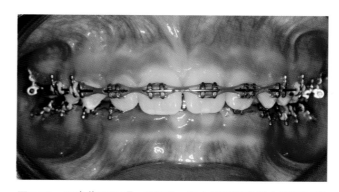

图8.23 口内像正面观：8周后，在上颌两侧尖牙之间及下颌两侧第一前磨牙之间放置橡皮链以防止再出现散在间隙；上颌更换为0.017×0.025镍钛丝。

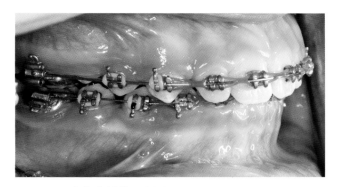

图8.24 口内像右侧观：8周后。

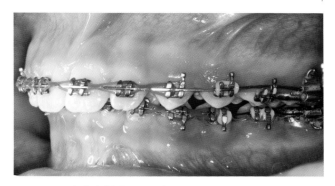

图8.25 口内像左侧观：8周后。

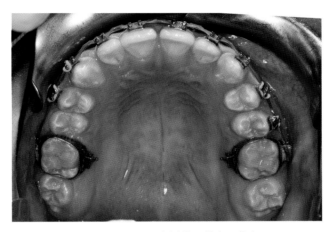

图8.26 口内像上颌𬌗面观：右侧第二前磨牙萌出。

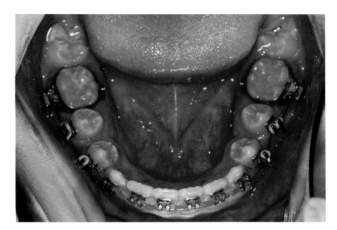

图8.27 口内像下颌𬌗面观：去除下颌舌弓。

第6次复诊

　　4周后，上颌更换为0.017×0.025不锈钢丝，通过左侧第二前磨牙的龈方使其伸长；下颌更换为0.017×0.025镍钛丝；在上颌两侧尖牙之间放置橡皮链防止再出现散在间隙；嘱患者从上颌尖牙到下颌第一恒磨牙挂Ⅱ类牵引（1/4″，4.5oz）。橡皮圈每天更换，观察其配合度（图8.28～图8.32）。

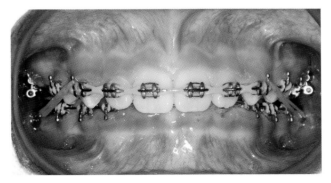

图8.28 口内像正面观：前一次复诊4周后，上颌弓丝更换为0.017×0.025不锈钢丝，下颌更换为0.017×0.025镍钛丝；在上颌两侧尖牙之间继续放置橡皮链。

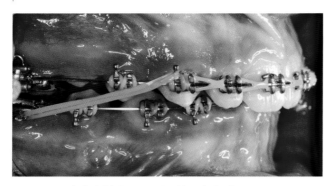

图8.29　口内像右侧观：4周后，挂Ⅱ类牵引。

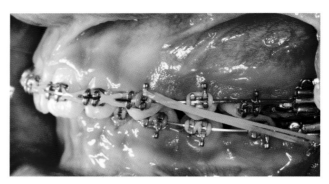

图8.30　口内像左侧观：4周后，挂Ⅱ类牵引，上颌弓丝通过左侧第二前磨牙的龈方使其伸长。

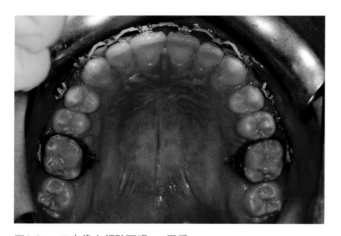

图8.31　口内像上颌𬌗面观：4周后。

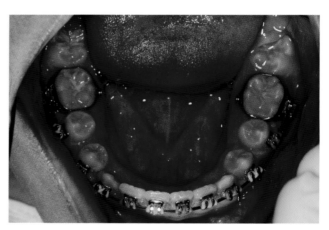

图8.32　口内像下颌𬌗面观：4周后，完全纠正左侧第二前磨牙扭转。

第7、8次复诊

6周后，下颌弓丝更换为0.017×0.025不锈钢丝，在上颌两侧尖牙之间继续放置橡皮链，继续Ⅱ类牵引，患者依从性较差。

4周后，去除上颌左侧第二前磨牙托槽，令其自然萌出。由于口外牵引装置及橡皮圈戴用均较差，因此决定放置Forsus矫治器，这种矫治器在矫治远中错𬌗时要求配合少，上下颌均更换为0.017×0.025不锈钢丝，29mm的Forsus内弓的弹性机制可以防止牙弓变形（图8.33～图8.37）。

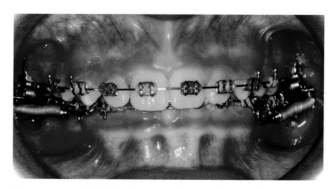

图8.33　口内像正面观：4周后，上下颌均更换为0.017×0.025不锈钢丝，可以从颊侧看到Forsus矫治器。

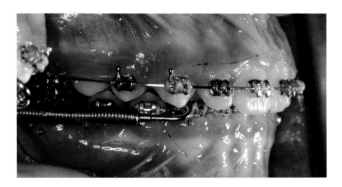

图8.34 口内像右侧观：4周后，佩戴Forsus矫治器。

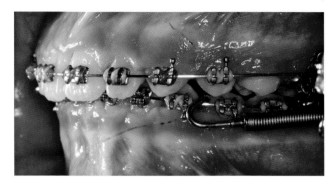

图8.35 口内像左侧观：4周后，佩戴Forsus矫治器。

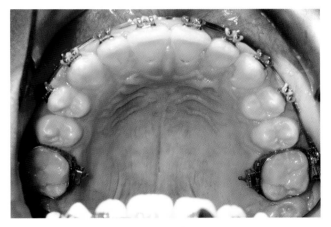

图8.36 口内像上颌𬌗面观：4周后。

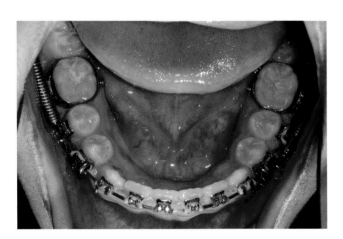

图8.37 口内像下颌𬌗面观：4周后。

第9～12次复诊

4周后，患者复诊时下颌右侧尖牙托槽损坏，Forsus推杆和弹簧丢失。重新粘接托槽及佩戴右侧弹簧。

4周后，两侧Forsus推杆增加了1mm，增加下颌前伸。在上颌两侧第一恒磨牙之间以及下颌左右侧第一恒磨牙至尖牙之间继续放置橡皮链。

4周后，患者的左侧增加了1mm套管。橡皮链的放置与上次复诊一样。

4周后，移除Forsus的弹簧，此时覆盖已达到过矫治。粘接上颌第二前磨牙托槽，上颌更换为0.018镍钛丝，下颌不锈钢丝不变；嘱患者挂三角形牵引（3/16″，4.5oz）建立咬合（图8.38～图8.42）。

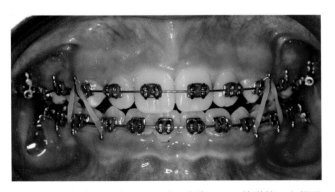

图8.38 口内像正面观：16周后，移除Forsus的弹簧，上颌更换为0.018镍钛丝，挂三角形牵引建立咬合。

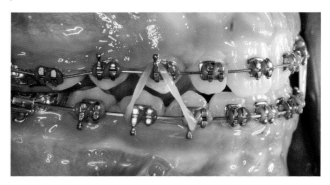

图8.39 口内像右侧观：16周后，三角形牵引建立咬合，覆盖减小，深覆𬌗改善。

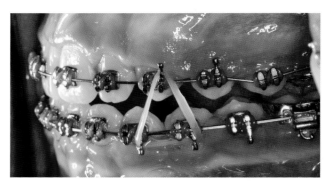

图8.40 口内像左侧观：16周后，佩戴三角形牵引。

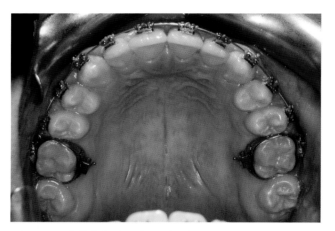

图8.41 口内像上颌𬌗面观：16周后。

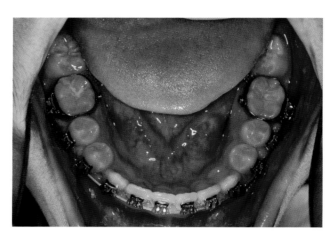

图8.42 口内像下颌𬌗面观：16周后。

第13次复诊

6周后，拍摄全景片，所有牙根长度正常（图8.43）。上颌牙弓更换为0.017×0.025镍钛丝加大补偿曲线，下颌牙弓更换为0.017×0.0025镍钛丝加反曲，双颌弓丝均为在Forsus矫治复发后帮助打开咬合。在

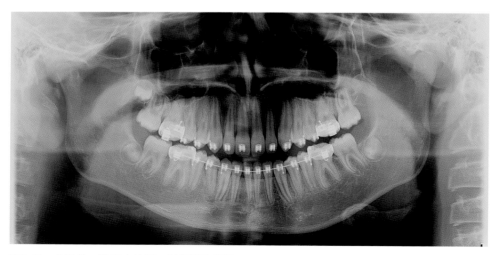

图8.43 全景片：治疗中拍摄，牙根长度正常。

上颌两侧第一恒磨牙和下颌两侧第一恒磨牙之间放置橡皮链，右侧继续挂三角形牵引，左侧挂上颌尖牙到下颌第一恒磨牙的Ⅱ类牵引（3/16″，4.5oz），橡皮链放在下颌第一、第二前磨牙龈方，使其伸长，建立咬合（图8.44～图8.48）。

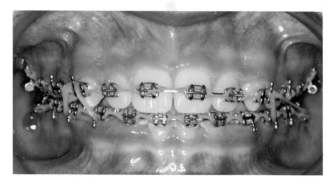

图8.44　口内像正面观：6周后，上颌更换为0.017×0.025镍钛丝，加大殆曲线；下颌更换为0.017×0.025镍钛丝，加反曲线，持续打开咬合，上下颌均在两侧第一恒磨牙之间放置橡皮链。

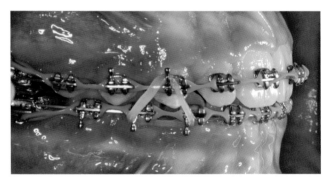

图8.45　口内像右侧观：6周后，挂三角形牵引建立咬合。

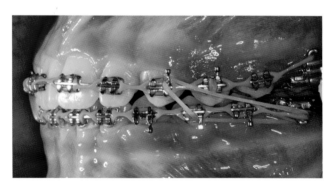

图8.46　口内像左侧观：6周后，挂三角形Ⅱ类牵引完善尖牙关系。

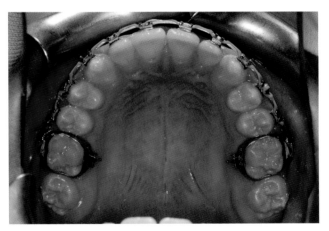

图8.47　口内像上颌殆面观：6周后，牙弓形态改善。

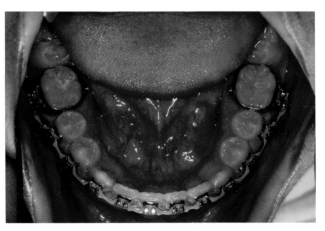

图8.48　口内像下颌殆面观：6周后，牙弓形态改善。

第14次复诊

4周后，上颌在两侧侧切牙远中之间更换为0.017×0.025镍钛丝片段弓，下颌在两侧尖牙远中之间更换为0.016×0.022镍钛丝片段弓，在上颌两侧侧切牙之间放置橡皮链（3/8″，4oz），两侧尖牙之间用不锈钢丝连扎，每日挂咬合牵引（图8.49~图8.51），由于此患者在治疗过程中缺乏配合，所以再次强调配合牵引能加快拆除矫治器的进程。

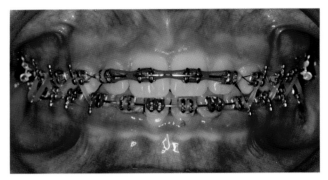

图8.49　口内像正面观：4周后，上颌更换为0.017×0.025镍钛丝片段弓，下颌更换为0.016×0.022镍钛丝片段弓。

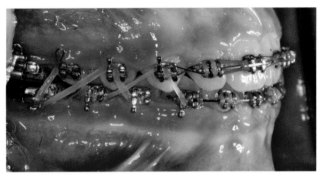

图8.50　口内像右侧观：4周后，放置咬合牵引皮圈。

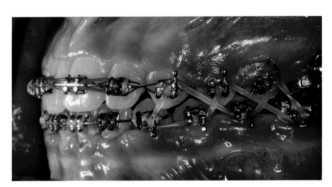

图8.51　口内像左侧观：4周后，放置咬合牵引皮圈。

第15次复诊

6周后，患者配合咬合牵引效果明显，拆除矫治装置。患者咬合达到具有正常覆𬌗覆盖的Ⅰ类关系，牙弓较宽大，呈U形（图8.52~图8.59），软组织侧貌美观且平衡。取模型并制作即刻压膜保持器。完成拍照、头颅侧位片、口内扫描。嘱患者夜晚和睡眠时佩戴保持器，在拆除矫治器后第1个月检查一次保持器，随后第1年内每3个月检查一次。总体治疗时间为16个月，重叠图显示Forsus矫治器使下颌骨水平向生长并前向移动（图8.60和图8.61；表8.3）。𬌗平面向下旋转。下颌磨牙的伸长、双颌切牙的回收、打开的咬合，由于患者的水平生长而变得不明显。

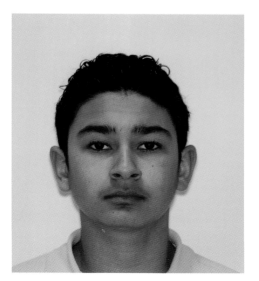

图8.52 正面观：拆除矫治器当天。

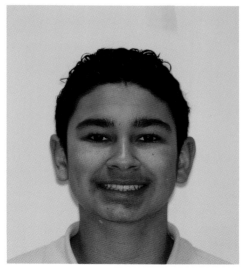

图8.53 正面观：拆除矫治器当天微笑像。

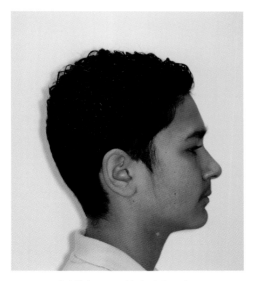

图8.54 右侧侧面观：拆除矫治器当天。

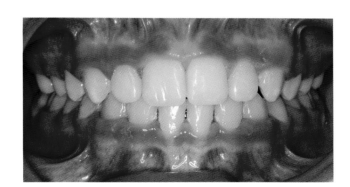

图8.55 口内正面观：拆除矫治器当天。

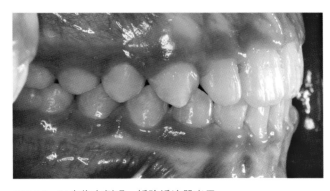

图8.56 口内像右侧观：拆除矫治器当天。

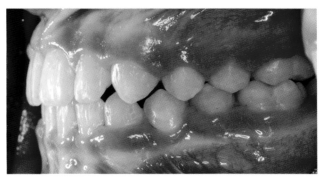

图8.57 口内像左侧观：拆除矫治器当天。

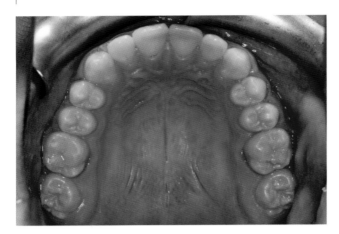

图8.58　口内像上颌𬌗面观：拆除矫治器当天。

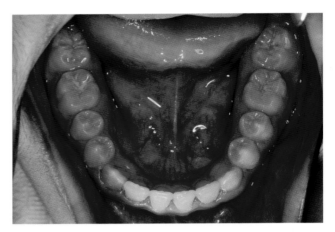

图8.59　口内像下颌𬌗面观：拆除矫治器当天。

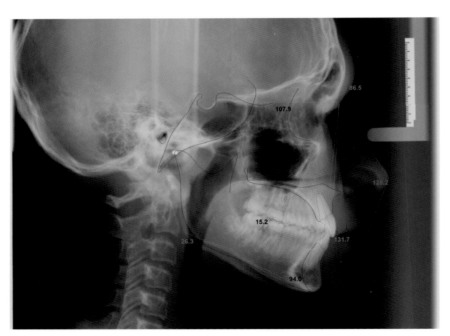

图8.60　数字化头颅侧位片：拆除矫治器当天，上下颌关系改善。

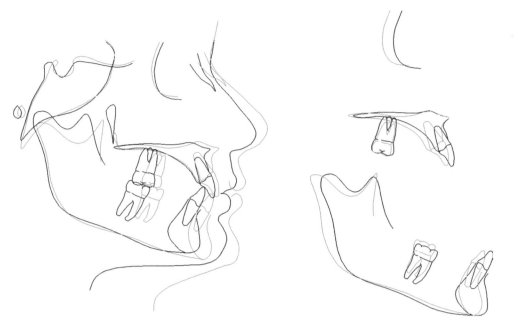

图8.61　整体和局部头影重叠图（治疗前，黑色；治疗后，红色）：由于下颌的生长和矫治器的治疗，下颌位置前移，少量的回收保持了切牙的轴角。

表8.3　治疗前和治疗后头颅侧位片数值

	标准值	治疗前	治疗后
SNA	82°	86.4°	86.5°
SNB	80°	82.7°	83.6°
ANB	2°	+3.7°	+2.9°
WITS 值	−1 ~ +1 mm	+0.7 mm	−2.6 mm
FMA	21°	23°	22.7°
SN–GoGn	32°	27.8°	26.3°
U1–SN	105°	103.8°	107.9°
L1–GoGn	95°	96.3°	94°
软组织			
下唇–E线	−2.0 mm	−3.1 mm	−3.5 mm
上唇–E线	−1.6 mm	−3.1 mm	−4.3 mm

SNA，蝶鞍点–鼻根点–上牙槽嵴点；SNB，蝶鞍点–鼻根点–下牙槽嵴点；ANB，上牙槽嵴点–鼻根点–下牙槽嵴点；FMA，下颌平面角；SN–GoGn，前颅底平面–下颌平面角；U1–SN，上中切牙长轴与前颅底平面的交角；L1–GoGn，下中切牙长轴与下颌平面的交角。

小结

　　无论是对口腔卫生的维护，还是佩戴牵引，还是其他辅助手段，依从性和对医嘱的配合度与每个年龄段的患者均有关系，根据患者的配合度及其意愿，可建议采用非依从性治疗模式，或是在治疗效果已达到最佳时停止治疗。

复习题

1 本例患者下颌前磨牙使用橡皮链进行了哪几步治疗过程?

2 可用口外矫治装置如头帽对患者进行生长改良,是否正确?

3 在缺牙位置放置未激活压簧的目的是什么?

4 在非依从性患者治疗过程中,使用固定辅助装置能纠正其矢状向问题,是否正确?

参考文献

[1] Albino J. Factors influencing adolescent cooperation in orthodontic treatment. Semin Orthod 6: 214–223, 2000.

[2] Antonarakis GS, Kiliaridis S. Maxillary molar distalization with non-compliance intramaxillary appliances in Class II malocclusions. A systematic review. Angle Orthod 78: 1133–1140, 2008.

[3] Patel MP, Janson G, Henriques JF et al. Comparative distaliization effects of Jones jig and pendulum appliances. Am J Orthod Dentofac Orthop 135: 336–342, 2009.

[4] Sinha PK. Patient compliance in orthodontic practice. In: Nanda R, Kapila S, eds. Current Therapy in Orthodontics. St Louis, MO: Mosby Elsevier, 2010; pp. 9–14.

9

骨性 Ⅱ 类、牙性 Ⅱ 类1分类病例：拔除4颗前磨牙
Skeletal Class II and Dental Class II Division 1 Subdivision: Four Premolar Extractions

学习目标
● 怎样纠正中线不齐 ● 怎样增强上颌支抗 ● 怎样纠正深覆𬌗 ● 依从性差的患者选用何种矫治器

问诊记录

　　患者为11岁男性，要求正畸治疗。

● 生长发育阶段：青春期前
● 治疗动机：好
● 全身疾病史：无
● 牙科既往史：口腔颌面外科医生为其治疗颞下颌关节弹响；髁突头变平，怀疑表面吸收
● 家族史：否认
● 不良习惯：无
● 限制性因素：无

● 面型：凸面型，卵圆面型，宽度适中，面部对称，下颌后缩，颏发育不足
● 面部比例：面下1/3较长，左右对称

临床检查

● 唇齿关系（图9.1和图9.2）
　　－ 息止颌位：切牙暴露2mm
　　－ 微笑状态：切牙暴露6mm
● 呼吸方式：鼻呼吸
● 唇部状态：息止颌位及紧咬牙时唇肌无力
● 牙列重度拥挤，双侧下颌尖牙阻生

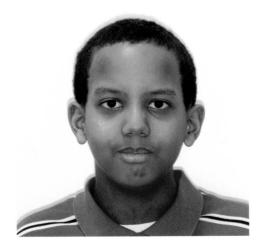

图9.1　正面观：息止颌位时面部对称，卵圆面型。

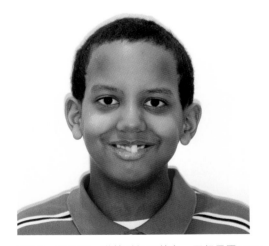

图9.2　正面观：微笑时切牙前突，牙龈暴露2mm。

Atlas of Orthodontic Case Reviews, First Edition. Marjan Askari and Stanley A. Alexander.
© 2017 John Wiley & Sons, Inc. Published 2017 by John Wiley & Sons, Inc.

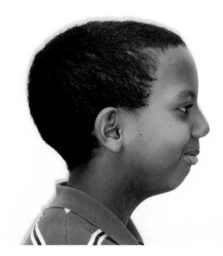

图9.3 右侧侧面观：凸面型，下颌后缩，颏发育不足。

- 颏肌紧张
- 软组织侧貌：凸面型，颏后缩（图9.3）
- 鼻唇角：较钝
- 高角型

牙列情况（图9.4）

- 临床可见牙齿：

7654321	123456
765421	124567

- 恒牙列早期，下颌尖牙埋伏阻生

- 覆盖：上颌左侧中切牙12mm，上颌右侧中切牙8mm
- 覆𬌗：10mm，下颌切牙切端咬在上腭
- 中线：上颌中线左偏2mm，下颌中线右偏1mm
- 前牙反𬌗：无
- 后牙反𬌗：无

右侧颊侧观（图9.5）
- 磨牙关系：Ⅱ类，尖对尖
- Spee曲线：较深
- 反𬌗：无
- 龋齿：无

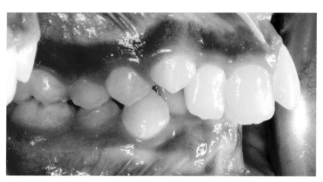

图9.5 口内像右侧观：磨牙关系为Ⅱ类尖对尖，下颌Spee曲线较深。

左侧颊侧观（图9.6）
- 磨牙关系：Ⅰ类
- Spee曲线：较深
- 反𬌗：无
- 龋齿：无

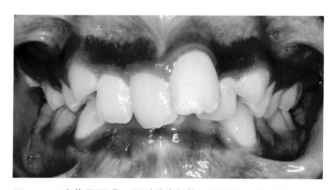

图9.4 口内像正面观：牙列重度拥挤，深覆𬌗、深覆盖。

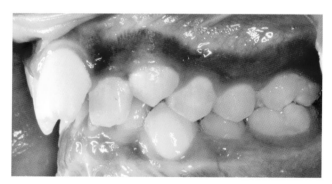

图9.6 口内像左侧观：磨牙关系为Ⅰ类，下颌Spee曲线较深。

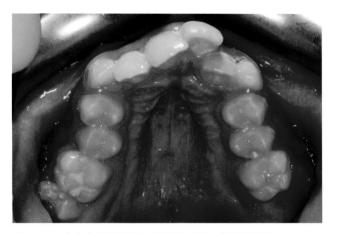

图9.7　口内像上颌殆面观：牙弓不对称，伴重度拥挤。

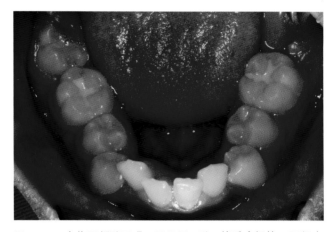

图9.8　口内像下颌殆面观：牙弓呈U形，伴重度拥挤，下颌尖牙阻生。

上颌牙弓（图9.7）

- 不对称，呈拱形，伴重度拥挤
- 第一恒磨牙扭转
- 龋齿：无

下颌牙弓（图9.8）

- 呈U形，伴重度拥挤，下颌尖牙阻生
- 龋齿：无

功能检查

- 下颌动度正常无不适，最大开口度=40mm
- 最大前伸侧方运动：右侧=8mm；左侧=10mm；前伸=7mm
- 正中关系位与牙尖交错位一致
- 左侧关节轻微摩擦音
- 恒牙殆早期下颌尖牙埋伏阻生
- 牙根长度及牙周组织正常
- 左侧髁突头吸收，表面变平（图9.9）

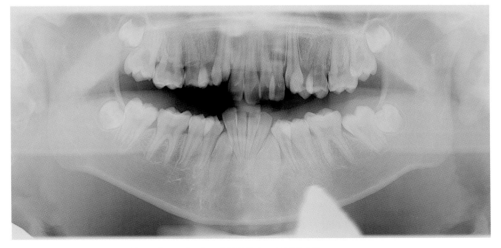

图9.9　全景片：重度拥挤牙列，下颌尖牙埋伏阻生，牙根正常。

诊断和治疗计划

患者表现为骨性Ⅱ类、牙性Ⅱ类亚类（右侧）错殆畸形，怀疑有颞下颌关节病，下颌尖牙埋伏阻生，重度牙列拥挤，深覆盖、深覆殆，咬上腭黏膜（图9.10和图9.11；表9.1和表9.2）。与患者母亲商定矫治计划，并建议正畸治疗前咨询评估颞下颌关节状况。

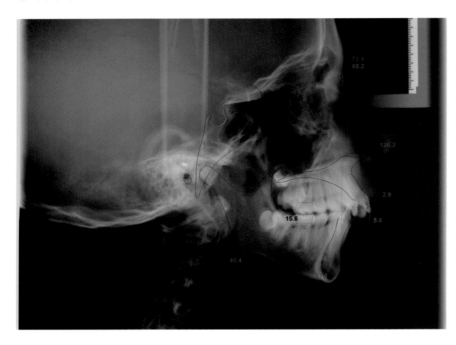

图9.10 数字化头颅侧位片：患者为Ⅱ类骨面型，高角型，只有上切牙过度唇倾。

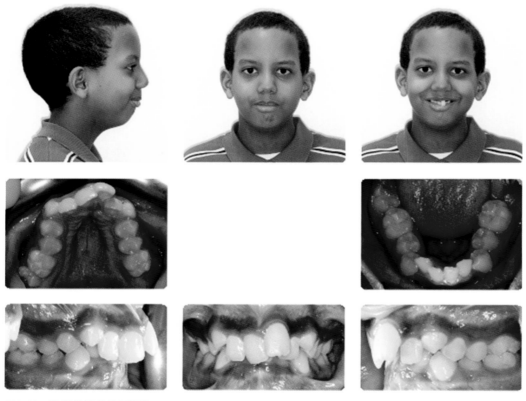

图9.11 治疗前患者的面殆像。

表9.1　主要的头影测量分析值

	标准值	治疗前
SNA	80°	73.4°
SNB	78°	68.2°
ANB	2°	+5.2°
WITS 值	−1 ~ +1 mm	+10.0 mm
FMA	21°	35.4°
SN–GoGn	32°	40.4°
U1–SN	105°	97.5°
L1–GoGn	95°	87.1°
软组织		
下唇–E线	−2 mm	+5.8 mm
上唇–E线	−1.6 mm	+2.9 mm

SNA，蝶鞍点–鼻根点–上牙槽嵴点；SNB，蝶鞍点–鼻根点–下牙槽嵴点；ANB，上牙槽嵴点–鼻根点–下牙槽嵴点；FMA，下颌平面角；SN–GoGn，前颅底平面–下颌平面角；U1–SN，上中切牙长轴与前颅底平面的交角；L1–GoGn，下中切牙长轴与下颌平面的交角。

表9.2　患者三维方向关系问题列表

	横向	矢状向	垂直向
软组织	正常	凸面型；鼻唇角较钝；下颌后缩，颏后缩	高角型
上下牙列	上下颌牙列重度拥挤	恒牙殆早期；牙性Ⅱ类亚类（右侧）；深覆盖，下颌尖牙埋伏阻生	覆殆10mm，下颌切牙抵在上腭黏膜
上下颌骨	正常	重度Ⅱ类	高角型

治疗目标

转诊专业关节病医生先行治疗颞下颌关节病；拔除4颗前磨牙解除牙列拥挤，考虑成年后行颏成形术改善颜面美观（图9.12）。

治疗方案选择

可供家长及患者选择的治疗方案如下：

（1）暂不治疗。鉴于此时严重的牙列拥挤及骨性问题，不作为推荐。

（2）非拔牙矫治配合扩弓等生长改良。

（3）拔除4颗第一前磨牙矫治。

（4）正颌治疗纠正颌骨畸形。

家长认为没有必要进行手术，考虑到配合程度，选择方案（3），拔牙矫治。

第1次复诊

在关节病医生建议下矫治过程中定期检查颞下颌关节状况。4颗第一恒磨牙分牙，1周后玻璃离子粘接下颌第一恒磨牙带环。

先粘接上颌切牙、尖牙、第二前磨牙、下颌切牙及第二前磨牙托槽，暂不放置弓丝。上颌第一恒磨

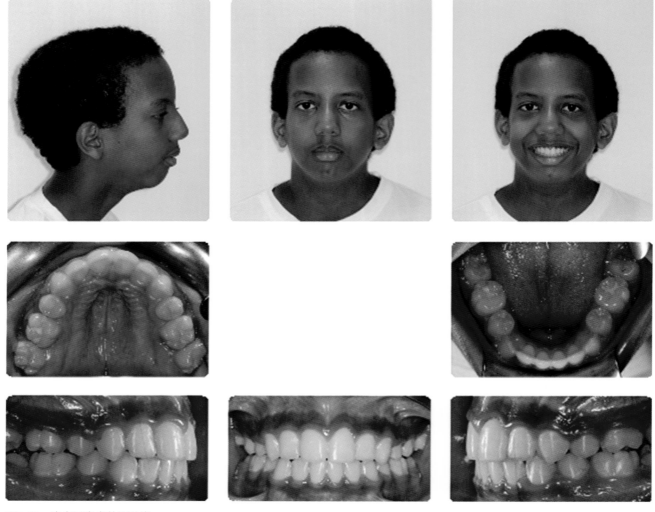

图9.12　治疗后患者的面殆像。

牙上带环，取模准备制作Nance弓增强上颌支抗，1周后，用玻璃离子将矫治装置粘在磨牙上，此时，4颗第一前磨牙已经拔除。上下颌放置0.014镍钛丝，末端回弯，上颌左侧侧切牙暂不结扎入槽；在双侧上颌第一恒磨牙辅管及尖牙之间放置0.016×0.022β-钛丝作片段弓，并放置橡皮链回收尖牙。下颌尖牙区放置压簧，用以保持牙弓右侧间隙，并使下颌牙列左移（图9.13～图9.17）。

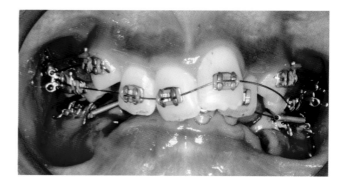

图9.13　口内像正面观：上下颌放置0.014镍钛丝，上颌从尖牙至第一恒磨牙放置0.016×0.022β-钛丝片段弓，橡皮链辅助回收上颌尖牙。

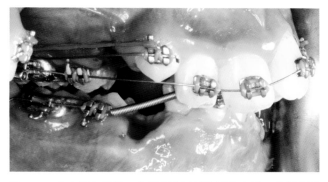

图9.14 口内像右侧观：上颌片段弓辅助回收尖牙，下颌尖牙处放置压簧维持拔牙间隙。

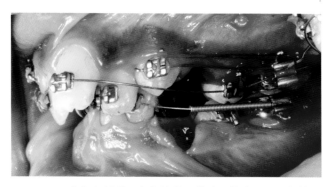

图9.15 口内像左侧观：上颌片段弓辅助回收尖牙，下颌放置较短的压簧，允许下颌切牙左移到拔牙间隙。

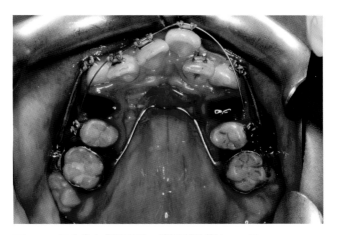

图9.16 口内像上颌𬌗面观：拔牙当天戴Nance弓。

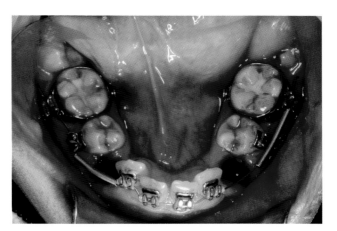

图9.17 口内像下颌𬌗面观：戴矫治器当天。

第2次复诊

1个月后，去除片段弓。全部牙齿结扎入槽，上颌更换为0.016镍钛丝使用橡皮链继续回收尖牙，下颌更换为0.016×0.022镍钛丝，在第二前磨牙和侧切牙之间放置压簧维持拔牙间隙（图9.18～图9.22）。

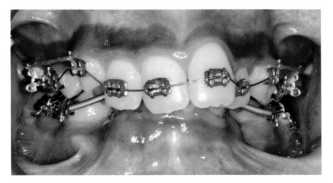

图9.18 口内像正面观：4周后，去除片段弓，上颌更换为0.016镍钛丝，继续使用橡皮链回收尖牙。

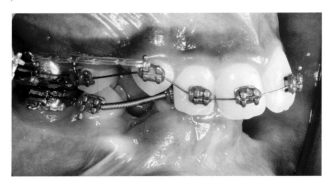

图9.19　口内像右侧观：4周后，上颌尖牙至第一恒磨牙放置橡皮链继续回收尖牙。

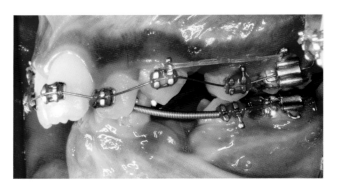

图9.20　口内像左侧观：4周后，上颌尖牙至第一恒磨牙放置橡皮链继续回收尖牙。

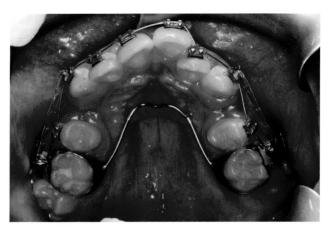

图9.21　口内像上颌𬌗面观：4周后。

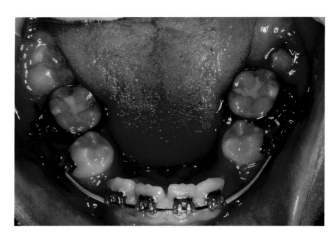

图9.22　口内像下颌𬌗面观：4周后。

第3次复诊

5周后，上颌更换为0.016×0.022镍钛丝，附加0.017×0.025不锈钢丝作为骑跨覆盖弓丝，在左右第一恒磨牙近中打"V"形曲，在中切牙处与主弓丝结扎，以压低切牙，控制切牙唇倾度（图9.23）。上颌尖牙到尖牙之间放置橡皮链防止再出现散在间隙，双侧尖牙至第一恒磨牙放置橡皮链回收尖牙。下颌更换为0.017×0.025镍钛丝，右侧侧切牙与第二前磨牙之间放置推簧使下颌中线左移，左侧侧切牙与第二前磨牙之间放置压簧维持尖牙萌出间隙（图9.24～图9.27）。

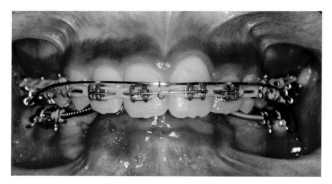

图9.23　口内像正面观：上颌更换为0.016×0.022镍钛丝，0.017×0.025不锈钢丝作为骑跨辅弓，辅助前牙回收改善切牙牙轴，上颌放置全颌橡皮链，防止再出现散在间隙。

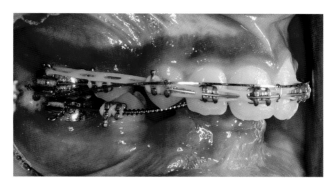

图9.24 口内像右侧观：下颌更换为0.017×0.025镍钛丝，右侧侧切牙与第二前磨牙之间放置推簧使下颌中线左移。

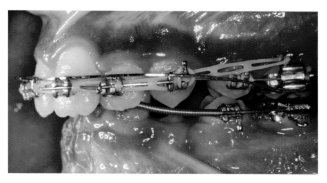

图9.25 口内像左侧观：下颌更换为0.017×0.025镍钛丝，左侧侧切与第二前磨牙之间放置压簧维持尖牙萌出间隙。

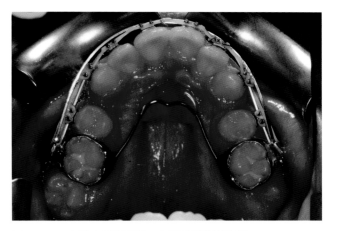

图9.26 口内像上颌𬌗面观：上颌弓形有所改善。

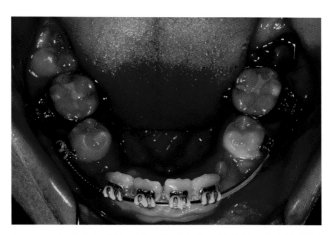

图9.27 口内像下颌𬌗面观：下颌右侧使用推簧，左侧使用压簧，使下颌中线左移，维持左侧尖牙萌出间隙。

第4、5次复诊

5周后，上颌更换为0.017×0.025镍钛丝，继续放置辅弓。下颌更换为0.017×0.025不锈钢丝，继续使用压簧调整中线，压簧维持间隙（图9.28和图9.29）。接下来的5周依旧使用相同机制。

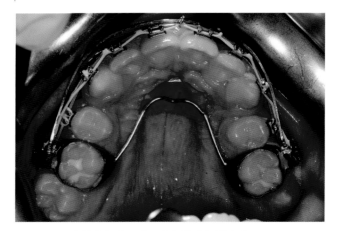

图9.28 口内像上颌殆面观：上颌拔牙间隙变小。

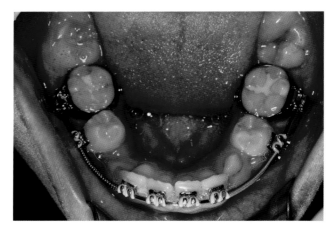

图9.29 口内像下颌殆面观：下颌更换为0.017×0.025不锈钢丝。

第6次复诊

再过4周，去除Nance弓，粘接双侧上颌第一和第二恒磨牙带环以纠正上颌左侧第二恒磨牙正锁殆，采用双丝技术，上颌右侧第一恒磨牙至左侧第一恒磨牙之间保持0.017×0.025镍钛丝，上颌右侧第一恒磨牙至上颌左侧第二恒磨牙之间再放置0.014镍钛丝辅助纠正第二恒磨牙正锁殆，骑跨辅弓继续作用，上颌右侧第一恒磨牙至上颌左侧第一恒磨牙之间放置橡皮链防止再出现散在间隙；下颌右侧尖牙区放置阻滞曲，增加弹簧推力使中线左移（图9.30～图9.34）。

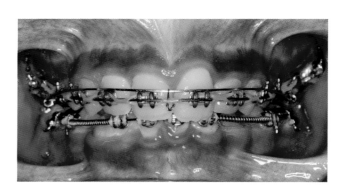

图9.30 口内像正面观：覆殆有所改善。

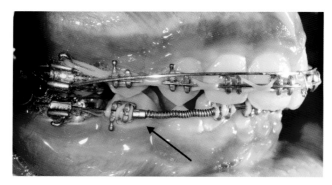

图9.31 口内像右侧观：去除Nance弓，粘接上颌第一、第二恒磨牙带环，上颌在原有弓丝基础上再放置0.014镍钛丝排齐第二恒磨牙。在第二前磨牙近中放置阻滞曲，以增加弹簧推力（箭头所示）。

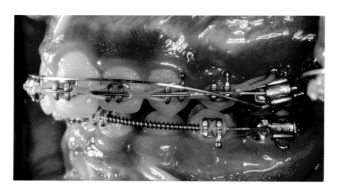

图9.32 口内像左侧观：去除Nance弓，粘接上颌第一、第二恒磨牙带环，上颌在原有弓丝基础上再放置0.014镍钛丝排齐第二恒磨牙。

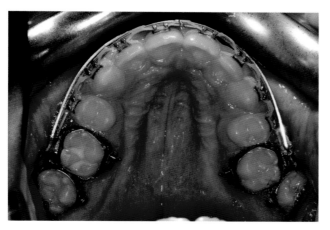

图9.33　口内像上颌𬌗面观：上颌第二恒磨牙初粘时的位置。

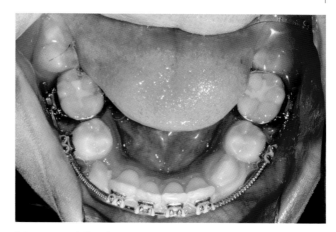

图9.34　口内像下颌𬌗面观：可见初萌的下颌尖牙。

第7次复诊

4周后，粘接下颌左侧尖牙托槽，附加0.016镍钛丝作为辅弓排齐下颌左侧尖牙，继续改善下颌中

线。上颌前牙继续压低，由于上颌右侧尖牙托槽脱落重粘，上颌主弓丝更换为0.018镍钛丝（图9.35和图9.36）。

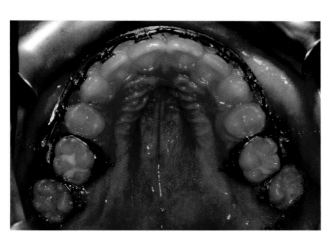

图9.35　口内像上颌𬌗面观：4周后，第二恒磨牙位置有所改善。

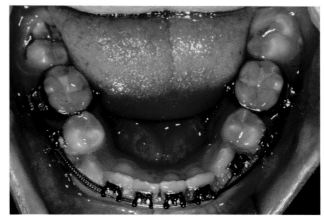

图9.36　口内像下颌𬌗面观：4周后，0.016镍钛丝辅助排齐新粘接的下颌左侧尖牙。

第8次复诊

粘接下颌第二恒磨牙及下颌右侧尖牙托槽，上颌更换为0.016×0.022镍钛丝，下颌更换为0.016镍钛丝，上颌右侧尖牙到上颌左侧尖牙放置橡皮链防止再出现散在间隙，双侧尖牙至第一恒磨牙放置橡皮链继续回收前牙；上颌第一恒磨牙腭尖垫玻璃离子粘接剂，暂时打开咬合，纠正上颌左侧第二恒磨牙正锁𬌗（图9.37～图9.41）。

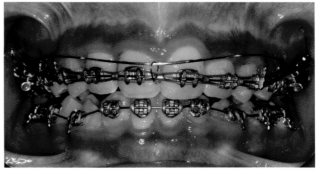

图9.37　口内像正面观：上颌第一恒磨牙垫玻璃离子粘接剂，暂时打开咬合。

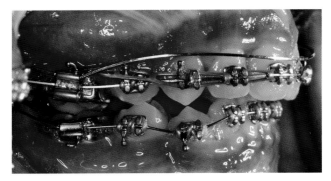

图9.38 口内像右侧观：由于下颌新粘第二恒磨牙颊管及右侧尖牙托槽，下颌更换为0.016镍钛丝。

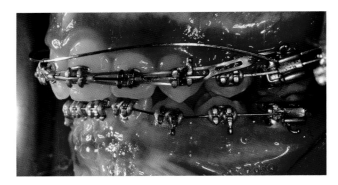

图9.39 口内像左侧观。

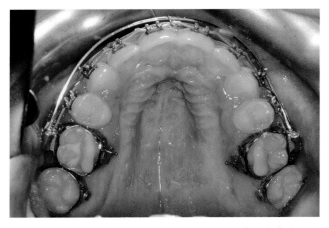

图9.40 口内像上颌𬌗面观：第二恒磨牙位置进一步改善，双侧上颌第一恒磨牙腭尖垫玻璃离子粘接剂。

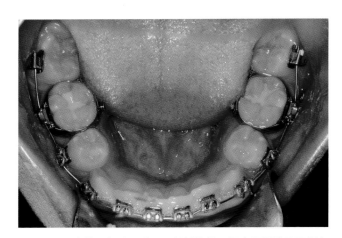

图9.41 口内像下颌𬌗面观：下颌新粘第二恒磨牙颊管及下颌右侧尖牙托槽。

第9次复诊

5周后，去除上颌玻璃离子粘接剂，上颌更换为0.017×0.025镍钛丝，上颌中切牙之间结扎的压低骑跨辅弓继续作用；下颌更换为0.016×0.022镍钛丝，上颌右侧尖牙到上颌左侧尖牙放置橡皮链防止再出现散在间隙，双侧尖牙至第一恒磨牙放置橡皮链继续回收前牙；上颌双侧第一、第二恒磨牙舌侧分别放置橡皮链用以排齐第二恒磨牙。嘱患者双侧Ⅱ类牵引（3/16″，4.5oz），从上颌尖牙至下颌第一恒磨牙纠正深覆盖，以获得Ⅰ类磨牙关系（图9.42～图9.46）。

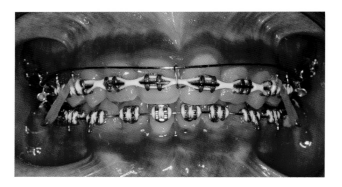

图9.42 口内像正面观：上颌更换为0.017×0.025镍钛丝，上颌不锈钢骑跨辅弓继续作用，下颌更换为0.016×0.022镍钛丝，去除上颌玻璃离子粘接剂，覆𬌗进一步改善。

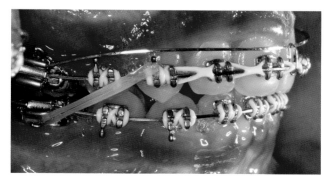

图9.43 口内像右侧观：Ⅱ类牵引，改善覆盖及磨牙关系。

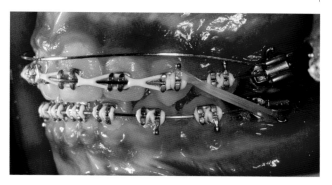

图9.44 口内像左侧观：Ⅱ类牵引，改善覆盖及磨牙关系。

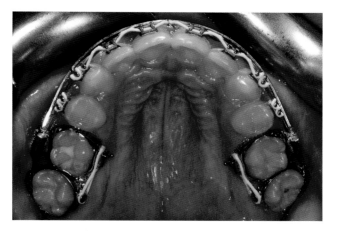

图9.45 口内像上颌𬌗面观：上颌第一、第二恒磨牙舌侧放置橡皮链进一步排齐第二恒磨牙。

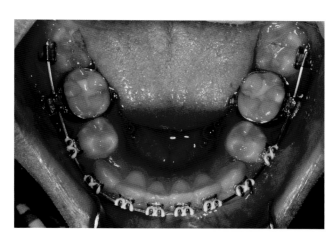

图9.46 口内像下颌𬌗面观：下颌弓形有所改善。

第10次复诊

4周后，患者依从性降低，未能配合挂Ⅱ类牵引。嘱患者全天挂Ⅱ类牵引，否则无法改善前牙覆盖，第二恒磨牙正锁𬌗已纠正，去除上颌骑跨辅弓，上颌全颌橡皮链防止再出现散在间隙（图9.47~图9.51）。

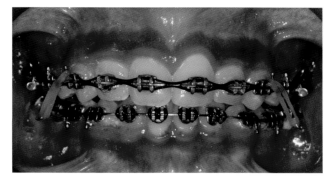

图9.47 口内像正面观：骑跨辅弓已去除。

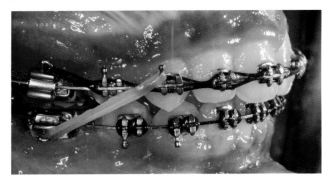

图9.48　口内像右侧观：4周后。

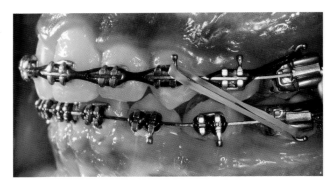

图9.49　口内像左侧观：4周后。

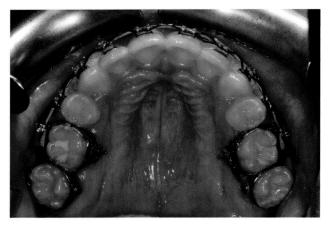

图9.50　口内像上颌𬌗面观：4周后，上颌第一、第二恒磨牙位置有所改善。

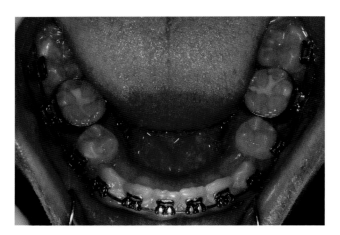

图9.51　口内像下颌𬌗面观：4周后。

第11次复诊

6周后，由于患者依从性依然很差，双侧颊侧放置Forsus簧纠正Ⅱ类关系，上下颌更换为0.017×0.025不锈钢丝以稳定Forsus簧作用时的上下颌弓形，上下颌放置全颌橡皮链关闭散在间隙（图9.52 ~ 图9.54）。

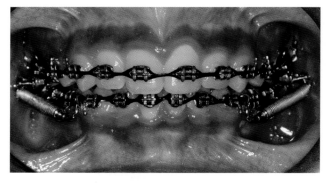

图9.52　口内像正面观：上下颌更换为0.017×0.025不锈钢丝，上下颌放置全颌橡皮链关闭散在间隙。

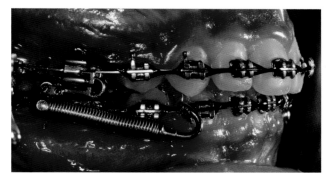

图9.53　口内像右侧观：置Forsus簧改善前牙覆盖及磨牙关系。

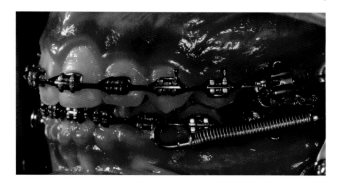

图9.54　口内像左侧观：置Forsus簧改善前牙覆盖及磨牙关系。

第12次复诊

　　4周后，右侧增加1mm厚的铁夹片增加右侧Forsus簧的推力，以改善中线及进一步纠正右侧象限的Ⅱ类咬合关系（图9.55～图9.57）。

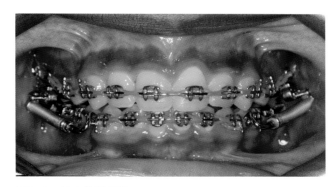

图9.55　口内像正面观。

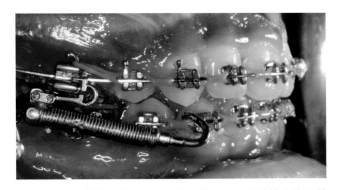

图9.56　口内像右侧观：Forsus簧中增加1mm厚的铁夹片以增加其长度，从而推下颌中线向左。

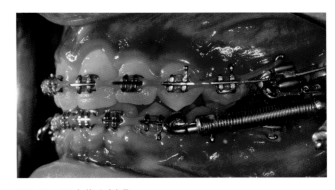

图9.57　口内像左侧观。

第13次复诊

6周后，咬合关系过矫治达到了前牙切对切的过矫治位置，去除Forsus簧，上颌弓丝打加强Spee曲打开咬合。下颌更换为0.017×0.025镍钛丝，上下颌放置全颌橡皮链，嘱患者从上颌尖牙至下颌尖牙和下颌第二前磨牙挂三角形牵引（3/15″，4.5oz），调整咬合关系（图9.58～图9.60）。

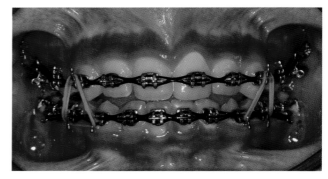

图9.58　口内像正面观：前牙覆盖过矫治，去除Forsus簧，挂三角形牵引改善咬合。

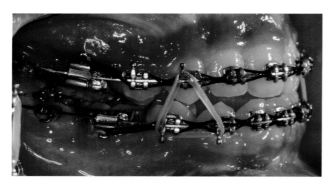

图9.59　口内像右侧观：前牙覆𬌗为切对切状态，三角形牵引改善咬合。

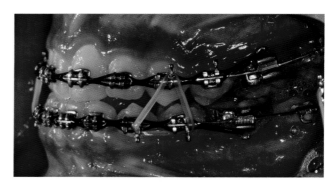

图9.60　口内像左侧观：前牙覆𬌗为切对切状态，三角形牵引改善咬合。

第14次复诊

6周后，拍全景片（图9.61），为调整牙根的平行度，重新定位下颌右侧侧切牙、下颌左侧中切牙和双侧下颌尖牙托槽。上颌弓丝在双侧侧切牙远中截断，下颌更换为0.016镍钛丝，上颌切牙区放置橡皮

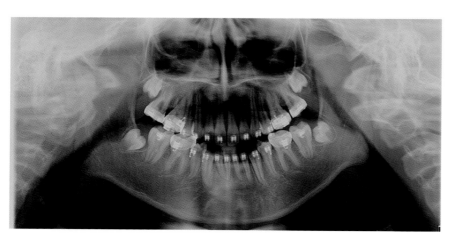

图9.61　全景片：阶段拍摄，牙根长度无异常，下颌右侧侧切牙牙根有明显偏斜。

链。挂8字牵引（3/8″，4.5oz）精细调整咬合。由于患者之前Ⅱ类牵引的依从性较差，需要再次向其强调配合治疗（图9.62～图9.64）。

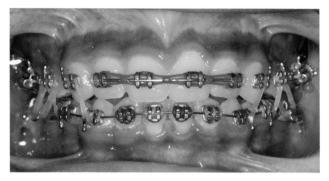

图9.62　口内像正面观：上颌弓丝在双侧侧切牙远中截断，切牙区放置橡皮链保持邻接关系。

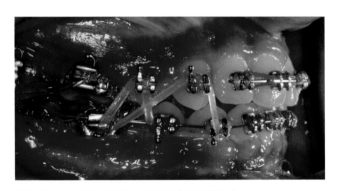

图9.63　口内像右侧观：挂牵引精细调整咬合。

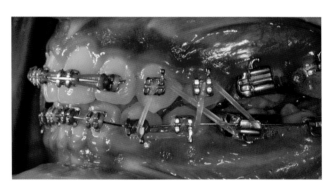

图9.64　口内像左侧观：挂牵引精细调整咬合。

第15～17次复诊

患者前4周未挂牵引，患者反映更能接受三角形牵引，故要求其接下来8周时间双侧从上颌尖牙至下颌尖牙和第二前磨牙挂三角形牵引（3/16″，6oz），上颌更换为0.016×0.022镍钛丝，下颌更换为0.016×0.022带反Spee曲镍钛丝，维持咬合打开状态。

第18次复诊

去除全口矫治装置，取模制作即刻压膜保持器，嘱患者夜间佩戴保持器。拍摄面𬌗像及头颅侧位片（图9.65～图9.73），待1个月后复诊，牙龈恢复正常状态，患者依从医嘱佩戴保持器，进行口内扫描。总治疗时长74周。

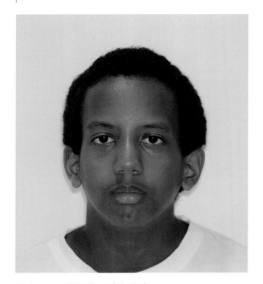

图9.65 正面观：矫治结束。

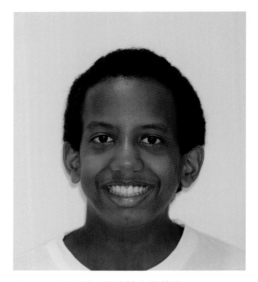

图9.66 正面观：矫治结束微笑像。

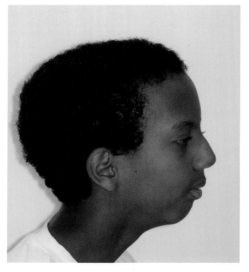

图9.67 右侧侧面观：矫治结束，颏部仍然后缩。

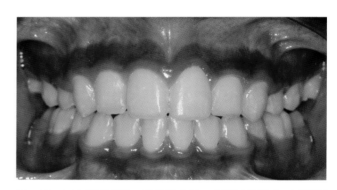

图9.68 口内像正面观：矫治结束时，实现牙齿排齐，覆𬌗覆盖及磨牙关系得到改善。

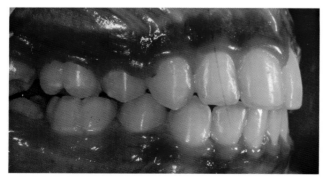

图9.69 口内像右侧观：矫治结束时，尖牙、磨牙Ⅰ类关系、覆𬌗覆盖得到改善。

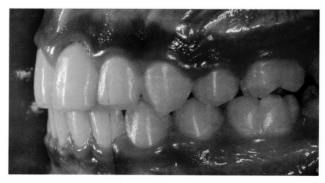

图9.70 口内像左侧观：矫治结束时，尖牙、磨牙Ⅰ类关系、覆𬌗覆盖得到改善。

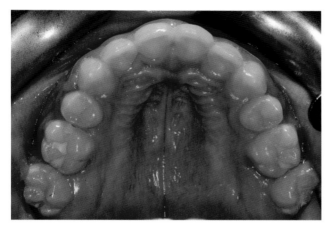

图9.71 口内像上颌殆面观：矫治结束时，牙弓形态得到改善。

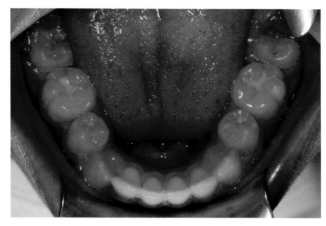

图9.72 口内像下颌殆面观：矫治结束时，牙弓形态得到改善。

经测量，矫治过程中，垂直向的生长明显。矫治结束后，前牙区殆平面平坦，下颌切牙唇倾，使WITS值有所改善，拔牙间隙的关闭主要由后牙前移实现，软组织侧貌未改变，鉴于患者颏部后缩，颏成形术可以进一步改善颜面美观（表9.3；图9.73和图9.74）。

小结

矫治过程中，未有拔牙及牙齿移动引起的颞下颌关节问题，左侧关节仍有弹响，有轻微摩擦音但未有疼痛，患者成年后行颏成形术，将对颜面整体有更大改观。

表9.3 主要的头影测量分析值治疗前后变化

	正常值	治疗前	治疗后
SNA	82°	73.4°	74.0°
SNB	80°	68.2°	68.9°
ANB	2°	+5.2°	+5.1°
WITS 值	−1～+1 mm	+10.0 mm	+4.4 mm
FMA	21°	35.4°	33.8°
SN–GoGn	32°	40.4°	40.0°
U1–SN	105°	97.5°	94.6°
L1–GoGn	95°	87.1°	100.6°
软组织			
下唇–E线	−2.0 mm	+5.8 mm	+5.6 mm
上唇–E线	−1.6 mm	+2.9 mm	+4.1 mm

SNA，蝶鞍点–鼻根点–上牙槽嵴点；SNB，蝶鞍点–鼻根点–下牙槽嵴点；ANB，上牙槽嵴点–鼻根点–下牙槽嵴点；FMA，下颌平面角；SN–GoGn，前颅底平面–下颌平面角；U1–SN，上中切牙长轴与前颅底平面的交角；L1–GoGn，下中切牙长轴与下颌平面的交角。

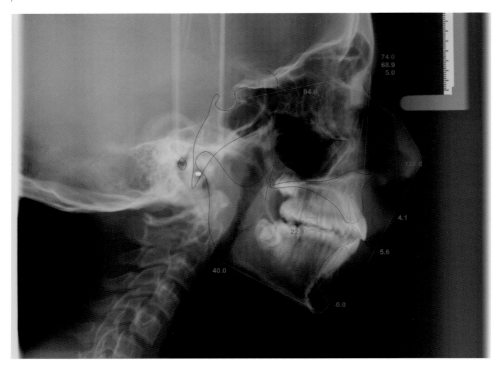

图9.73 数字化头颅侧位片：矫治结束，骨性关系及切牙关系改善。

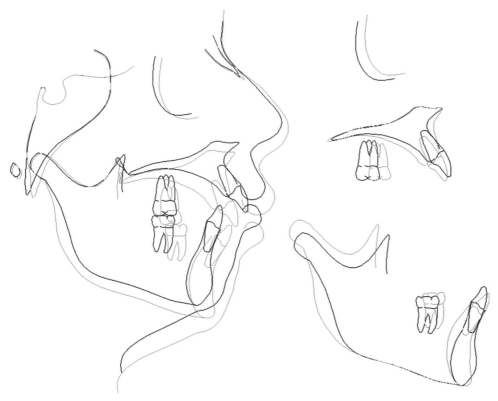

图9.74 整体和局部头影重叠图（治疗前，黑色；治疗后，红色）：垂直向改变显著，下颌顺旋；下颌切牙唇倾，上颌切牙角度保持未变。

复习题

1 如何实现下颌中线的移动?

2 在上颌磨牙腭尖放置玻璃离子粘接剂的作用是什么?

3 使用什么方法来纠正深覆𬌗?

4 使用什么装置解决患者不配合Ⅱ类牵引的问题?

参考文献

[1] Gianelly AA. Treatment of crowding in the mixed dentition. Am J Orthod Dentofac Orthop 121(6): 569–571, 2002.

[2] Proffit WR, Fields HW Jr, Sarver DM. Orthodontic treatment planning: From problem list to specific plan. In: Proffit WR, Fields HW Jr, Sarver DM eds. Contemporary Orthodontics, 5th edn. St Louis, MO: Mosby, 2012; pp. 220–275.

10

骨性Ⅲ类趋势、牙性Ⅰ类病例：拔除4颗前磨牙
Class III Skeletal Tendency and Class I Dental: Four Premolar Extractions

---

学习目标

- Ⅲ类倾向采取的预防措施
- 高角病例对支抗的要求
- 避免往复运动、防止牙根吸收

问诊记录

患者为10岁女性，不喜欢自己牙齿的样子。家长认为患者需要佩戴矫治器。

- 生长发育阶段：青春期前
- 治疗动机：好，但不健谈
- 全身疾病史：无
- 牙科既往史：曾接受儿童牙科医生护理
- 家族史：家庭成员中无错殆畸形
- 不良习惯：无
- 面型：对称，卵圆面型，窄面型
- 面部比例：下面高较长

临床检查

- 唇齿关系（图10.1和图10.2）
  - 息止颌位：切牙暴露2mm
  - 微笑状态：切牙暴露5mm
- 呼吸方式：鼻呼吸
- 唇部状态：息止颌位时闭合
- 牙列重度拥挤，佩戴间隙保持器
- 软组织侧貌：凸面型（图10.3）
- 鼻唇角：钝角
- 高角型

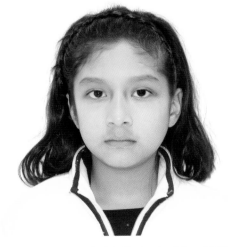

图10.1　正面观：息止颌位时面部对称，长卵圆面型。

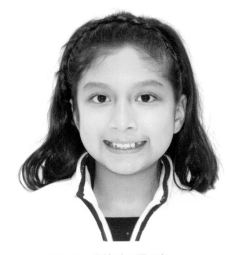

图10.2　正面观：微笑时不露牙龈。

Atlas of Orthodontic Case Reviews, First Edition. Marjan Askari and Stanley A. Alexander.
© 2017 John Wiley & Sons, Inc. Published 2017 by John Wiley & Sons, Inc.

1mm。

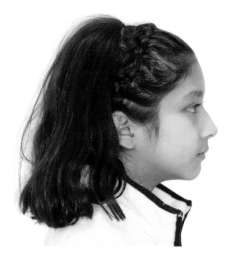

图10.3　右侧侧面观：轻度凸面型；鼻唇角为钝角。

牙列情况（图10.4）

- 临床可见牙齿：

6e421	124e6
6e4321	1234e6

- 替牙𬌗晚期
- 覆盖：2mm
- 覆𬌗：5mm
- 中线：上颌中线与面中线一致，下颌中线左偏

右侧颊侧观（图10.5）

- 磨牙关系：Ⅰ类
- Spee曲线：平坦
- 反𬌗：无
- 龋齿：无

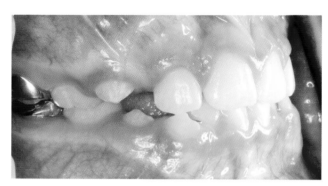

图10.5　口内像右侧观：替牙𬌗期，磨牙Ⅰ类关系，Spee曲线平坦。

左侧颊侧观（图10.6）

- 磨牙关系：Ⅰ类
- Spee曲线：平坦
- 反𬌗：无
- 龋齿：无

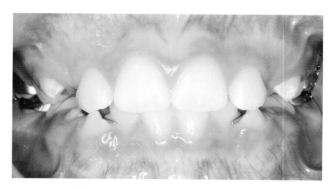

图10.4　口内像正面观：上颌中线与面中线一致，下颌中线左偏1mm。覆𬌗5mm，覆盖2mm。

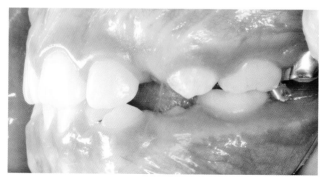

图10.6　口内像左侧观：替牙𬌗期，磨牙Ⅰ类关系，Spee曲线平坦。

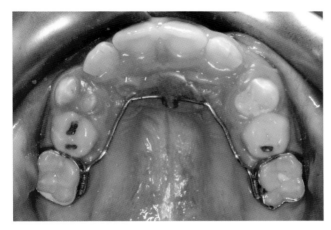 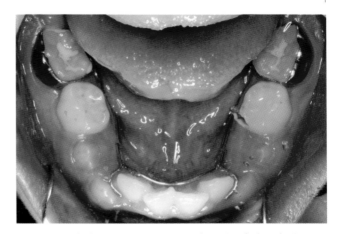

图10.7 口内像上颌𬌗面观：牙弓呈U形，存在Nance弓矫治器。　　图10.8 口内像下颌𬌗面观：牙弓呈尖圆形，存在固定舌弓。

上颌牙弓（图10.7）

- 呈U形，存在Nance弓矫治器
- 龋齿：无

下颌牙弓（图10.8）

- 呈尖圆形，存在固定舌弓
- 切牙拥挤

功能检查

- 下颌动度正常，无疼痛；最大开口度=45mm
- 正中关系位–正中𬌗位（CR–CO）：一致
- 最大前伸侧方运动：右侧=7mm；左侧=9mm；前伸=6mm
- 替牙𬌗晚期，第二恒磨牙发育
- 从患者年龄来看，牙根长度和牙周组织正常
- 髁突形态正常
- 上下颌佩戴间隙保持器（图10.9）

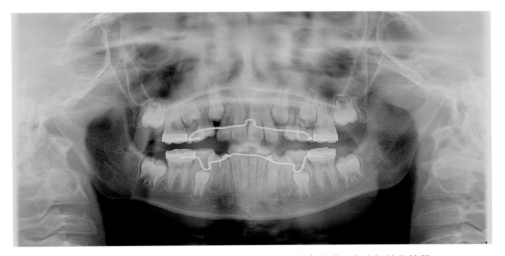

图10.9 全景片：替牙𬌗晚期，牙根形成正常，牙齿已经发育完成，存在间隙保持器。

诊断和治疗计划

患者表现为替牙胎晚期Ⅰ类关系，重度拥挤，骨性Ⅲ类高角型（表10.1和表10.2；图10.10）。纠正错胎畸形问题需要综合考虑，拟定同期拔除4颗第一前磨牙。监控骨性Ⅲ类的生长趋势。

表10.1 主要的头影测量分析值

	标准值	治疗前
SNA	80°	77.6°
SNB	78°	75.4°
ANB	2°	+2.2°
WITS 值	−1~+1 mm	−5.0 mm
FMA	21°	28.3°
SN−GoGn	32°	45.9°
U1−SN	105°	95.3°
L1−GoGn	95°	83.4°
软组织		
下唇−E线	−2 mm	−1.2 mm
上唇−E线	−1.6 mm	−1.4 mm

SNA，蝶鞍点−鼻根点−上牙槽嵴点；SNB，蝶鞍点−鼻根点−下牙槽嵴点；ANB，上牙槽嵴点−鼻根点−下牙槽嵴点；FMA，下颌平面角；SN−GoGn，前颅底平面−下颌平面角；U1−SN，上中切牙长轴与前颅底平面的交角；L1−GoGn，下中切牙长轴与下颌平面的交角。

表10.2 患者三维方向关系问题列表

	横向	矢状向	垂直向
软组织	正常	凸面型；鼻唇角为钝角	高角型
上下牙列	重度拥挤	正常替牙胎晚期磨牙关系，牙列拥挤	覆胎5mm
上下颌骨	正常	Ⅲ类	高角型

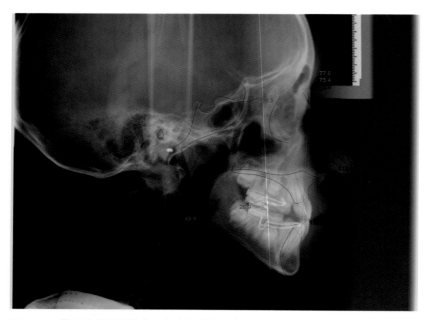

图10.10 数字化头颅侧位片：患者为骨性Ⅲ类关系，高角型，上下颌切牙直立。

治疗目标

将通过对称性拔除4颗第一前磨牙，纠正牙齿严重拥挤，来解决患者父母和患者的主诉。由于患者是高角型，前磨牙的拔除将会减小面部突度，在避免牙齿唇倾的前提下，得到更稳定的切牙位置和软组织关系。监控骨性Ⅲ类生长型，如果需要的话，进行治疗（图10.11和图10.12）。

治疗方案选择

可供家长及患者选择的治疗方案如下：

（1）暂不治疗。待全部的恒牙萌出后再进行治疗。

（2）拔除4颗第一前磨牙后治疗。

（3）非拔牙治疗，通过牙齿邻面去釉解除拥挤。

家长及患者均选择方案（2）。家长及患者被告知骨性Ⅲ生长趋势可能会干扰该治疗过程。如果传统的正畸治疗不能纠正，将会采取外科手术治疗。

被动复诊

在安装带环和取印模1周前，在上下颌磨牙近中放置分牙圈。安装带环，取印模制作下颌固定舌弓和焊接钩子的Hyrax主动扩弓器。由于Ⅲ类倾向，在治疗过程中如果需要，钩子可用于支撑向后的面具。

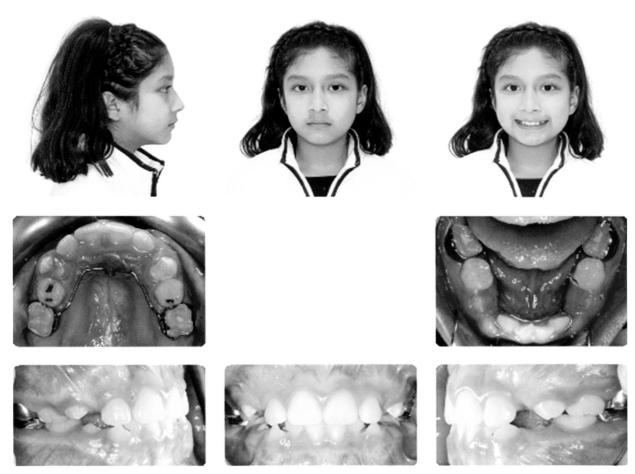

图10.11　治疗前患者的面殆像。

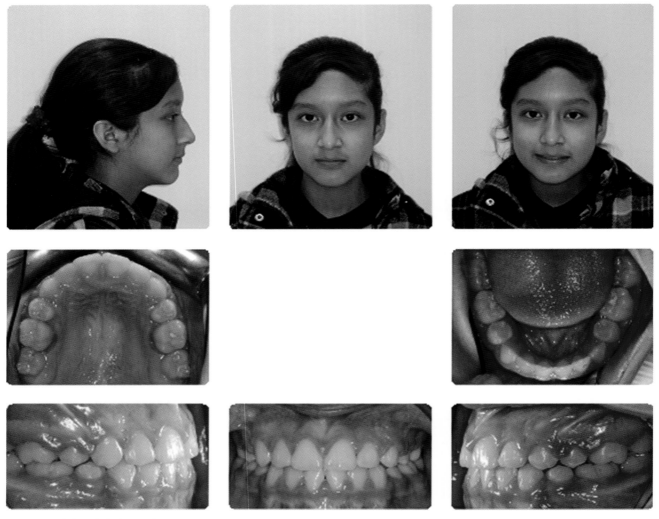

图10.12　治疗后患者的面𬌗像。

第1次复诊

　　粘接Hyrax矫治器和下颌固定舌弓。上颌切牙与下颌尖牙、切牙粘接2D托槽。这次复诊，拔除了4颗第一前磨牙。上颌放置0.016镍钛丝，下颌放置0.017×0.025镍钛丝，弹性圈8字结扎。上颌弓丝在中线处加龈向曲以防止弓丝通过颊管滑动（图10.13箭头所示）。为了回收尖牙，下颌磨牙与尖牙之间放置弹性橡皮链。将缓冲套管置入下颌双侧尖牙之间的弓丝，既舒适，又可避免由于下颌切牙与弓丝结扎到一起可能造成的唇倾（图10.13～图10.17）。治疗的早期阶段下颌切牙不结扎有3个目的：如果Ⅲ类倾向更

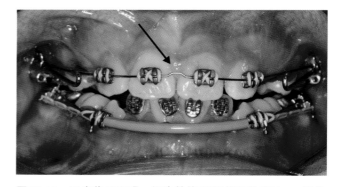

图10.13　口内像正面观：初次粘接2D托槽和粘接Hyrax矫治器与下颌固定舌弓。上颌弓丝（箭头所示）在中线处加龈向曲，防止弓丝通过颊管滑动。下颌切牙不做处理，避免在治疗过程中牙根的"往复运动"。

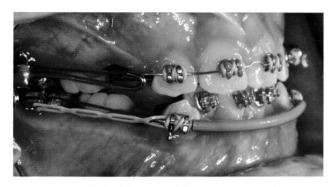

图10.14 口内像右侧观：安装矫治器当天，上颌弓丝是0.016镍钛丝，下颌弓丝是0.017×0.025镍钛丝。用弹性橡皮链回收下颌尖牙。

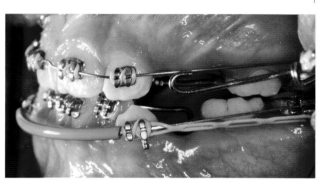

图10.15 口内像左侧观：安装矫治器当天，上颌弓丝是0.016镍钛丝，下颌弓丝是0.017×0.025镍钛丝。用弹性橡皮链回收下颌尖牙。

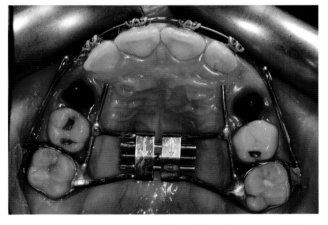

图10.16 口内像上颌𬌗面观：安装矫治器当天，置入焊接了钩子的Hyrax矫治器，以免在治疗后期需要佩戴面具。注意这次复诊拔除的第一前磨牙的拔牙位。

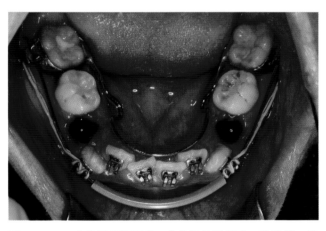

图10.17 口内像下颌𬌗面观：安装矫治器当天，注意第一前磨牙的拔牙创以及尖牙回收，绕开切牙。

加严重，它将防止切牙唇倾；如果下颌切牙需要回收，它将避免往复运动以及可能导致的牙根吸收；随着尖牙远移，切牙将会自然漂移。

第2次复诊

1个月后，患者来诊，重新8字结扎，置换下颌尖牙与磨牙之间的弹性橡皮链（图10.18和图10.19）。注意与图10.16和图10.17比较软组织拔牙创的愈合情况。

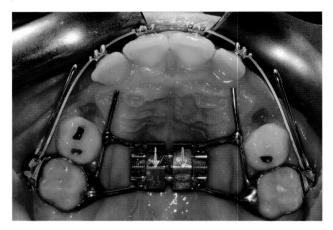

图10.18　口内像上颌殆面观：1个月后，注意拔牙创处的愈合情况。

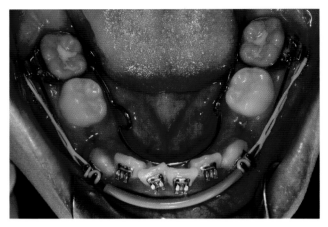

图10.19　口内像下颌殆面观：1个月后，注意拔牙创处的愈合情况，左侧尖牙开始回收。

第3次复诊

6周后，下颌尖牙充分回收，4颗切牙分开，与弓丝结扎在一起。在下颌磨牙与尖牙之间放置压簧保持间隙。用弹性橡皮链连接上颌切牙（图10.20～图10.24）。

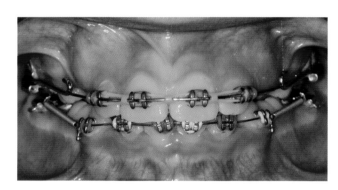

图10.20　口内像正面观：6周后，下颌切牙已经结扎入槽。用弹性橡皮链连接上颌切牙以防止再出现散在间隙。

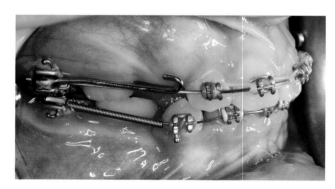

图10.21　口内像右侧观：6周后，下颌尖牙充分回收允许排列切牙。放置压簧维持间隙。

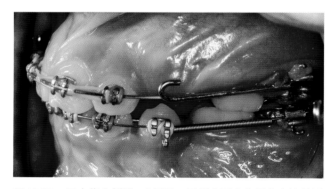

图10.22　口内像左侧观：6周后，下颌尖牙充分回收允许排列切牙。放置压簧维持间隙。

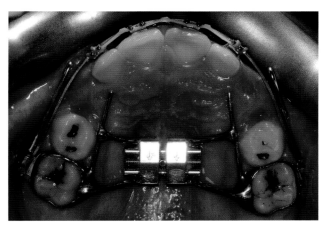

图10.23 口内像上颌𬌗面观：6周后。

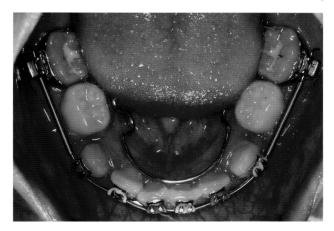

图10.24 口内像下颌𬌗面观：6周后，注意切端排列和之前回收的尖牙。

第4次复诊

6周后，上颌弓丝更换为0.017×0.025镍钛丝。由于在这一治疗阶段不需要面具钩，因此拆除。为了关闭间隙和左调中线，从上颌左侧磨牙到4颗切牙置入连续弹性橡皮链。一旦中线确定，考虑到精确移动，在上颌左侧象限放置压簧。下颌弓丝保持不变，仍然放置压簧，切牙和尖牙结扎。注意牙弓前段排列（图10.25～图10.29）。

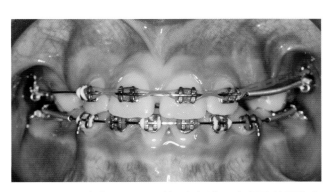

图10.25 口内像正面观：第4次复诊，上颌弓丝更换为0.017×0.025镍钛丝。上颌右侧侧切牙至左侧第一恒磨牙之间放置弹性橡皮链以调整中线。在上颌左侧象限放置压簧，以精确关闭间隙。

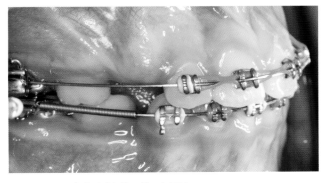

图10.26 口内像右侧观：第4次复诊。

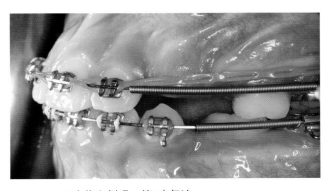

图10.27 口内像左侧观：第4次复诊。

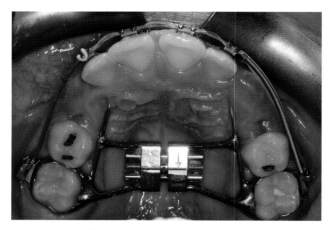

图10.28 口内像上颌殆面观：第4次复诊，去除Hyrax矫治器上的颊钩。

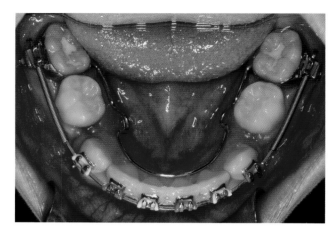

图10.29 口内像下颌殆面观：第4次复诊，注意弓形的改善。

第5次复诊

接下来的4个月使用相同的机制移动上颌中线。在这期间，第二乳磨牙脱落，第二前磨牙萌出并粘接托槽。拆除Hyrax矫治器和下颌固定舌弓。粘接新的磨牙带环。上颌弓丝更换为0.016镍钛丝，使用弹性橡皮链连接上颌切牙。下颌弓丝更换为0.018镍钛丝，结扎入槽（图10.30~图10.34）。

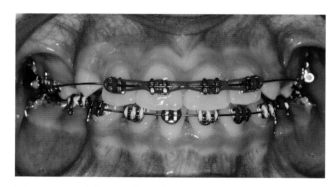

图10.30 口内像正面观：4个月后，使用弹性橡皮链关闭间隙，等待剩下的乳牙脱落。

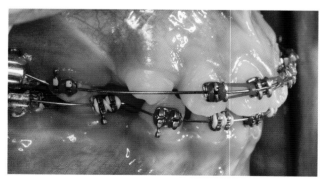

图10.31 口内像右侧观：4个月后。

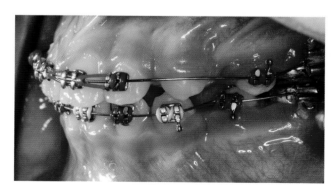

图10.32 口内像左侧观：4个月后。

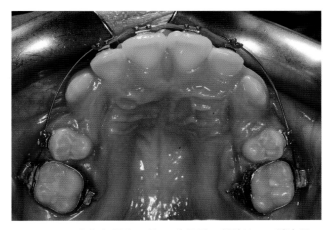

图10.33　口内像上颌𬌗面观：4个月后，拆除Hyrax矫治器，粘接新的磨牙带环。上颌更换为0.016镍钛丝。

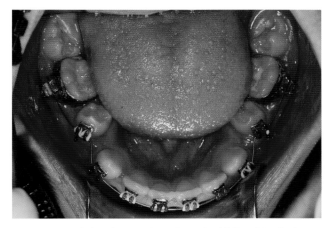

图10.34　口内像下颌𬌗面观：4个月后，拆除下颌固定舌弓，粘接新的磨牙带环。第二前磨牙粘接托槽。更换为0.018镍钛丝以纠正扭转。

第6～8次复诊

　　1个月后，上下颌弓丝均更换为0.016×0.022镍钛丝。第8次复诊，上颌尖牙粘接托槽。佩戴三角形牵引（3/16″，4oz），从上颌尖牙至下颌尖牙和第二前磨牙，指导患者每天更换橡皮圈。牵引目的为在主动矫治过程中解决咬合问题（图10.35～图10.39）。

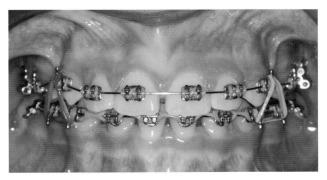

图10.35　口内像正面观：4周后，上下颌弓丝均更换为0.016×0.022镍钛丝。

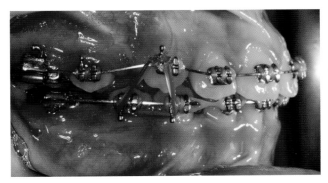

图10.36　口内像右侧观：4周后，使用三角形牵引解决咬合问题。

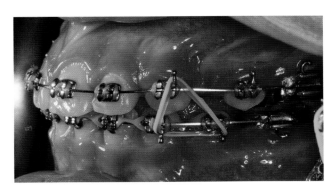

图10.37　口内像左侧观：4周后，使用三角形牵引解决咬合问题。

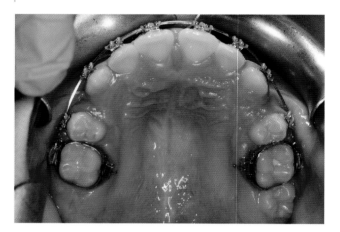

图10.38 口内像上颌殆面观：4周后。

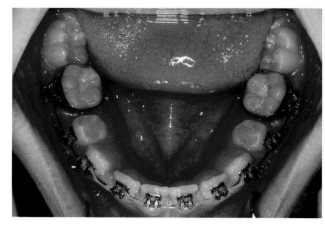

图10.39 口内像下颌殆面观：4周后，尖牙至尖牙之间放置橡皮链以关闭间隙。

第9次复诊

1个月后，上下颌弓丝均更换为0.017×0.025镍钛丝。为了关闭间隙，上颌左侧尖牙至磨牙、上颌左侧侧切牙至上颌右侧中切牙、上颌右侧尖牙至第二前磨牙放置弹性橡皮链。下颌关闭间隙和牙弓前段支抗通过下颌右侧尖牙至左侧第二前磨牙之间和右侧第二前磨牙至右侧尖牙之间的弹性橡皮链完成。像以前指导的一样，三角形牵引继续（图10.40～图10.44）。

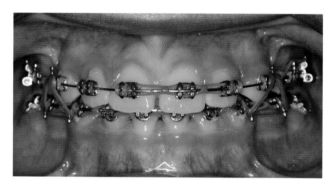

图10.40 口内像正面观：4周后，上下颌弓丝均更换为0.017×0.025镍钛丝。上颌右侧中切牙至左侧侧切牙放置弹性橡皮链，以关闭间隙和调整中线。

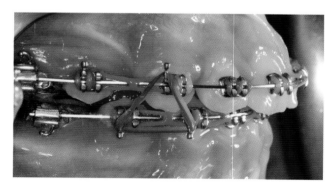

图10.41 口内像右侧观：4周后，上颌尖牙和第二前磨牙之间的弹性橡皮链用于改善尖牙Ⅰ类关系和关闭间隙。下颌双侧第二前磨牙之间的弹性橡皮链用于关闭间隙。三角形牵引继续。

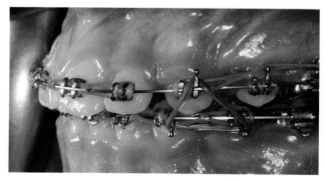

图10.42 口内像左侧观：4周后，上颌尖牙到磨牙的弹性橡皮链用于关闭间隙和改善尖牙Ⅰ类关系。三角形牵引继续。

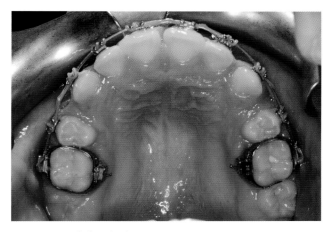

图10.43 口内像上颌殆面观：4周后。

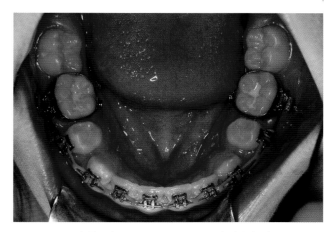

图10.44 口内像上颌殆面观：4周后，正在关闭间隙。

第10、11次复诊

接下来的17周，患者复诊了两次。继续挂弹性橡皮链以关闭间隙。下颌切牙托槽倒置，重新定位，以获得托槽相反的转矩表达，使切牙牙冠唇倾表达。将带关闭曲的0.017×0.025的β-钛丝结扎入上颌牙弓，用来关闭牙弓前段间隙。与相同尺寸的不锈钢丝相比，β-钛丝的平均硬度较不锈钢丝低40%，有更好的弹性。在该弓丝上加大Spee曲线，以改善深覆殆和避免内收过程中出现闭锁殆。从下颌第一恒磨牙到第二前磨牙和上颌尖牙继续佩戴Ⅱ类三角形牵引（3/16″，6oz），以维持后部的咬合关系（图10.45～图10.49）。

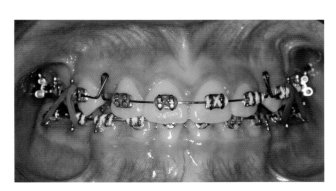

图10.45 口内像正面观：以后的17周，使用带关闭曲的0.017×0.025的β-钛丝关闭上颌牙弓间隙。

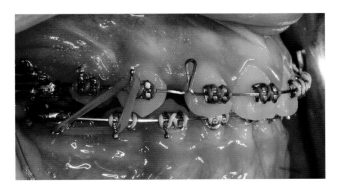

图10.46 口内像右侧观：在17周期间，注意观察关闭曲加力激活状态。继续三角形牵引，帮助解决咬合问题。

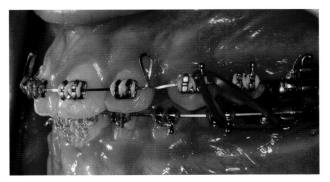

图10.47 口内像左侧观：在17周期间，注意观察关闭曲加力激活状态。继续三角形牵引，帮助解决咬合问题。

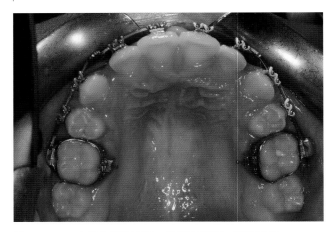

图10.48 口内像上颌𬌗面观：在17周期间，间隙关闭。

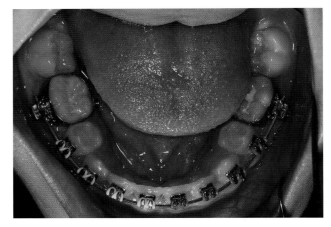

图10.49 口内像下颌𬌗面观：在17周期间，间隙关闭。

第12、13次复诊

接下来的12周，牙弓前段间隙关闭，深覆𬌗改善。用0.017×0.025镍钛丝替换上颌关闭曲弓丝。使用弹性橡皮链关闭牙弓后段剩余间隙。三角形牵引更换为下颌右侧尖牙到第二前磨牙和上颌尖牙。下颌左侧第一恒磨牙和上颌左侧尖牙Ⅱ类牵引（3/16″，6oz）（图10.50～图10.54）。

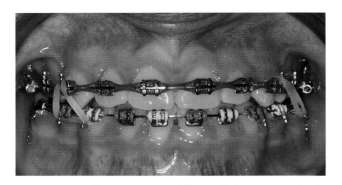

图10.50 口内像正面观：接下来的12周期间，上颌弓丝更换为0.017×0.025镍钛丝。在双侧第一恒磨牙之间挂弹性橡皮链关闭剩余的上颌间隙。注意覆𬌗关系的改善。

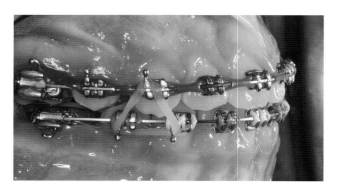

图10.51 口内像右侧观：接下来的12周期间，磨牙、尖牙是Ⅰ类关系。仍然使用三角形牵引改善𬌗关系。

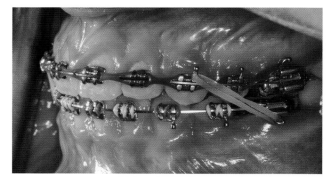

图10.52 口内像左侧观：接下来的12周期间，使用Ⅱ类牵引完善Ⅰ类关系。

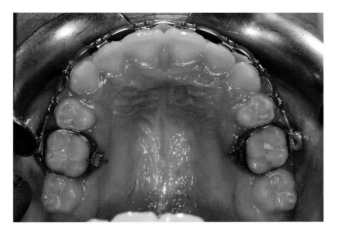

图10.53 口内像上颌牙合面观：接下来的12周期间，使用弹性橡皮链继续防止再出现散在间隙。

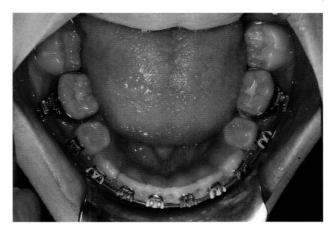

图10.54 口内像下颌牙合面观：接下来的12周期间。

第14次复诊

拍摄矫治过程中的全景片，评估牙根的位置和确定是否存在关闭间隙的一些副作用，例如牙根吸收（图10.55）。牙根直立，上颌切牙、上下颌第二前磨牙牙根有轻度吸收。上下颌双侧第一恒磨牙之间挂弹性橡皮链继续关闭间隙。和以前指导的一样，三角形牵引和Ⅱ类牵引继续。

第15次复诊

1个月后，拆除患者矫治器，选择即刻压膜保持器，最后记录（照相、拍摄头颅侧位片、影像记录）（图10.56～图10.63）。第一恒磨牙和尖牙纠正到Ⅰ类关系，覆盖正常，覆牙合2mm。弓形较宽，呈U形。指导患者仅在夜间睡眠期间佩戴保持器。

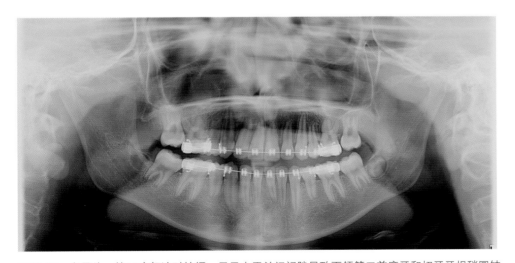

图10.55 全景片：第14次复诊时拍摄，显示由于关闭间隙导致下颌第二前磨牙和切牙牙根稍圆钝。

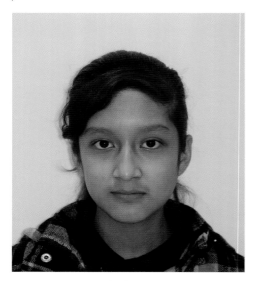

图10.56 正面观：拆除矫治器时。

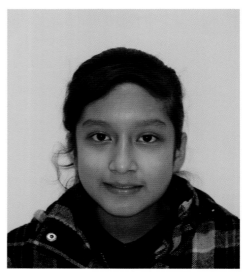

图10.57 正面观：拆除矫治器时微笑像。

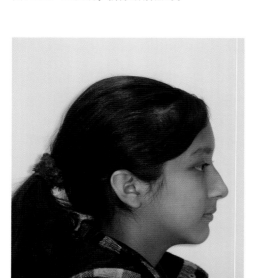

图10.58 右侧侧面观：侧貌美观，面部轻度前突。

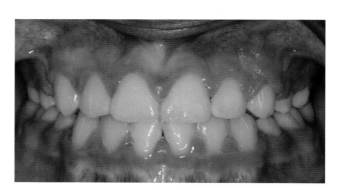

图10.59 口内像正面观：拆除矫治器时。注意覆𬌗和中线关系。

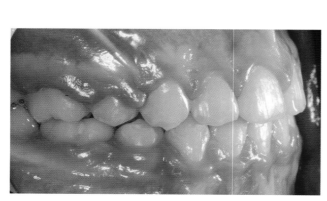

图10.60 口内像右侧观：拆除矫治器时。注意磨牙和尖牙Ⅰ类关系。

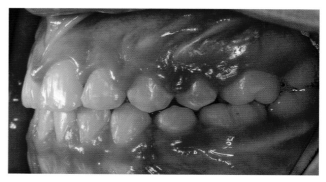

图10.61 口内像左侧观：拆除矫治器时。注意磨牙和尖牙Ⅰ类关系。

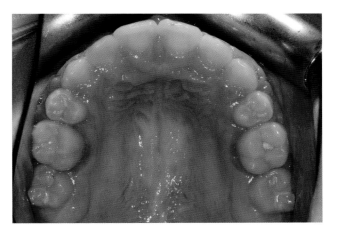

图10.62　口内像上颌𬌗面观：拆除矫治器时。

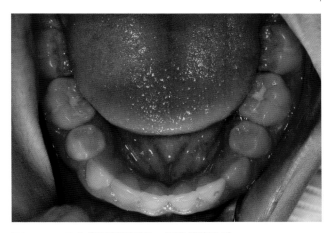

图10.63　口内像下颌𬌗面观：拆除矫治器时。

　　白天允许自动调整咬合和𬌗功能。预约患者1个月后进行保持器检查，在矫治结束的接下来1年时间里，每3个月检查一次。总共的治疗时间是23个月。

　　根据测量，WITS值有所改善，从−5.7mm至−2.2mm。上下颌切牙角度均有改善，分别从91.5°变为103.6°，从77.9°变为88.9°。软组织测量显示下唇位置到E线从−1.6mm改善为−3.5mm。所有其他的测量保持相同的临床诊断（图10.64；表10.3）。

　　整体和局部头影重叠图显示同时发生了向下向前方向的骨骼和牙齿的生长移位（图10.65）。上颌局部重叠图显示上颌切牙回收并且转矩至正常位置。下颌局部重叠图显示通过牙弓前段回收和牙弓后端前移关闭拔牙间隙。下颌切牙角度也有所改善。

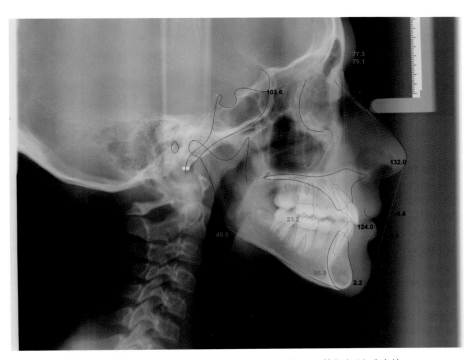

图10.64　数字化头颅侧位片：拆除矫治器当天，骨骼、切牙和软组织关系改善。

表10.3 主要的头影测量分析值治疗前后变化

	标准值	治疗前	治疗后
SNA	82°	78.6°	77.3°
SNB	80°	76.1°	75.1°
ANB	2°	+2.1°	+2.2°
WITS 值	− 1 ~ +1 mm	− 5.7 mm	− 2.2 mm
FMA	21°	31.5°	32.4°
SN–GoGn	32°	45.7°	43.5°
U1–SN	105°	91.5°	103.6°
L1–GoGn	95°	77.9°	88.9°
软组织			
下唇–E线	− 2.0 mm	− 1.6 mm	− 3.5 mm
上唇–E线	− 1.6 mm	− 2.2 mm	− 4.4 mm

SNA，蝶鞍点–鼻根点–上牙槽嵴点；SNB，蝶鞍点–鼻根点–下牙槽嵴点；ANB，上牙槽嵴点–鼻根点–下牙槽嵴点；FMA，下颌平面角；SN–GoGn，前颅底平面–下颌平面角；U1–SN，上中切牙长轴与前颅底平面的交角；L1–GoGn，下中切牙长轴与下颌平面的交角。

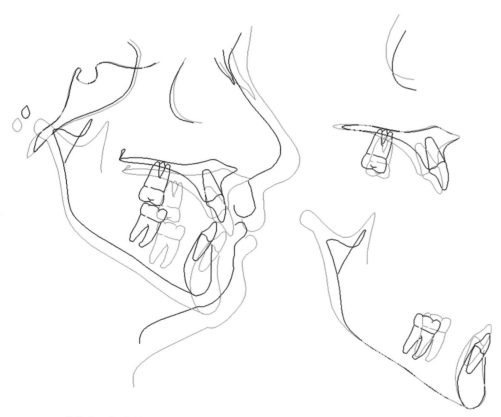

图10.65　整体和局部头影重叠图（治疗前，黑色；治疗后，红色）：水平向和垂直向均衡生长，上颌切牙转矩改善，下颌牙弓前后相向移动关闭间隙。

小结

　　该病例展示了一个典型且简单的方法，通过拔除4颗第一前磨牙解决错𬌗畸形。说来有趣，就像证据表明的一样，下颌切牙位置与下颌平面保持直立，可以获得较为稳定的治疗结果。这个目标是由于患者有着极为严重的垂直生长趋势，而不像有平均生长趋势的患者可以定位切牙到一个更加倾斜的位置。

复习题

1　β–钛丝拥有什么性能使它们可以用于关闭间隙？

2　什么类型的牙齿移动可以通过加大上颌弓丝的Spee曲线获得？

3　通过头颅侧位片追踪重叠图能够显示患者什么类型的改变？

参考文献

[1] Krull JT, Krull GE, Dean JA. Cephalometrics and facial aesthetics: the key to complete treatment planning. In: McDonald and Avery's Dentistry for the Child and Adolescent, 10th edn. Elsevier, 2016; pp. 390–414.

[2] Proffit WR. Mechanical principles in orthodontic force control. In: Proffit WR, Fields H, Sarver D, eds. Contemporary Orthodontics, 5th edn. CV Mosby Co., 2013; pp. 314–318.

[3] Proffit WR. The second stage of comprehensive treatment. In: Proffit WR, Fields H, Sarver D, eds. Contemporary Orthodontics, 5th edn. CV Mosby Co., 2013; pp. 556–581.

11

骨性 Ⅲ 类、牙性 Ⅲ 类病例：非拔牙矫治和非外科手术治疗
Class III Skeletal and Class III Dental: Non-Extraction and Non-Surgical

学习目标
● Ⅲ 类错殆的问题列表
● 治疗前的临床和影像学检查
● 治疗目标的发展和治疗计划的形成
● 生物力学设计
● 对于 Ⅲ 类错殆畸形的保持计划的基本原理和发展

问诊记录

患者为15岁西班牙男性，排齐牙齿，之前咨询建议其需要正颌外科手术，但是患者只想戴用托槽。

- 生长发育阶段：青春期后
- 治疗动机：好
- 既往史：无特殊疾病
- 牙科既往史：定期进行口腔保健
- 家族史：无错殆畸形史

- 限制性因素：无
- 不良习惯：无
- 面型：中面型、卵圆面型
- 面部比例：面下1/3略短

临床检查

- 唇齿关系（图11.1和图11.2）
  - 息止颌位：切牙暴露0mm
  - 微笑状态：切牙暴露9mm

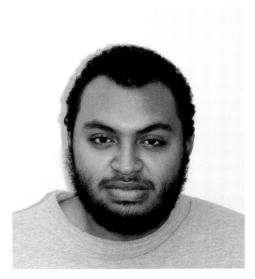

图11.1　正面观：息止颌时面部对称，卵圆面型，且嘴唇丰满。

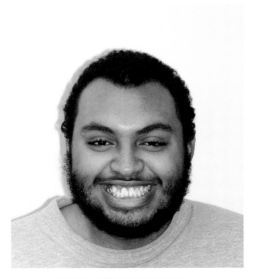

图11.2　正面观：微笑时牙龈暴露4mm。

Atlas of Orthodontic Case Reviews, First Edition. Marjan Askari and Stanley A. Alexander.
© 2017 John Wiley & Sons, Inc. Published 2017 by John Wiley & Sons, Inc.

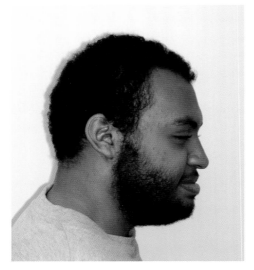

图11.3　右侧侧面观：凹面型，鼻唇角为锐角，下唇丰满突出。

- 笑线：微笑时暴露牙龈3mm
- 呼吸方式：鼻呼吸
- 唇部状态：息止颌位时闭合
- 软组织侧貌：凹面型（图11.3）
- 宽鼻
- 鼻唇角：锐角
- 下唇及颏部突出
- 均角型

牙列情况（图11.4）

- 临床可见牙齿：

$$\frac{7654321 \mid 1234567}{7654321 \mid 1234567}$$

- 覆盖：–3mm

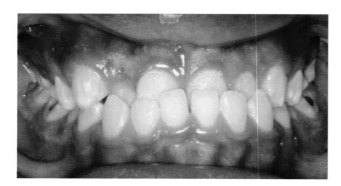

图11.4　口内像正面观：前牙反𬌗，上下颌中线一致，反覆𬌗为4mm。

- 覆𬌗：4mm
- 中线：一致
- 上颌前磨牙扭转

右侧颊侧观（图11.5）
- 磨牙关系：Ⅲ类
- 尖牙关系：Ⅲ类
- Spee曲线：较深
- 反𬌗：前牙反𬌗
- 龋齿：无

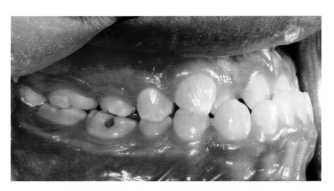

图11.5　口内像右侧观：磨牙和尖牙关系均为Ⅲ类，Spee曲线较深。

左侧颊侧观（图11.6）
- 磨牙关系：Ⅲ类
- 尖牙关系：Ⅰ类
- Spee曲线：较深
- 反𬌗：前牙反𬌗
- 龋齿：无

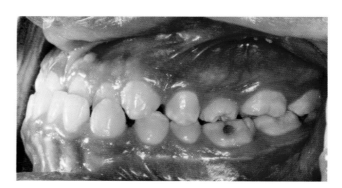

图11.6　口内像左侧观：磨牙关系为Ⅲ类，尖牙关系为Ⅰ类，Spee曲线较深。

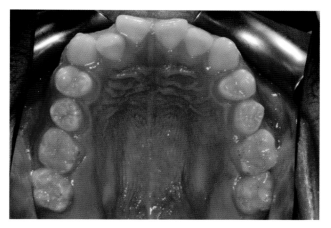

图11.7 口内像上颌𬌗面观：牙弓对称，呈卵圆形，伴拥挤。

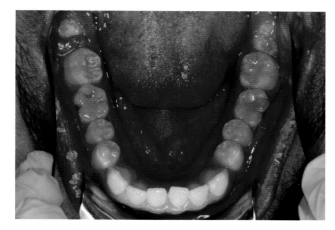

图11.8 口内像下颌𬌗面观：牙弓形态为对称尖圆形。

上颌牙弓（图11.7）

- 对称，呈卵圆形，伴拥挤
- 龋齿：无

下颌牙弓（图11.8）

- 呈尖圆形，与上颌不协调
- 切牙扭转，尖牙远中间隙
- 龋齿：无

功能检查

- 最大开口度=45mm
- 正中关系位–正中𬌗位（CR–CO）：2mm
- 最大前伸侧方运动：右侧=7mm；左侧=10mm；前伸=4mm
- 颞下颌关节触诊：正常
- 咬肌触诊：无异常
- 不良习惯：无
- 发音：正常
- 全口32颗牙齿均存在（图11.9）
- 牙根长度、牙周组织和骨结构正常
- 髁突形态正常

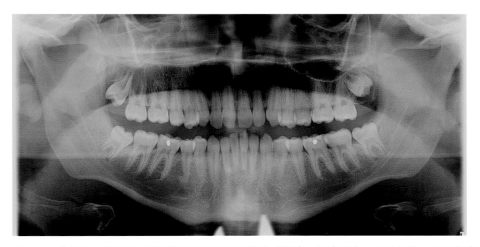

图11.9 全景片：恒牙列，所有第三恒磨牙正在萌出或发育。髁突形态、牙周组织、牙根长度正常。

诊断和治疗计划

由于磨牙关系为Ⅲ类，尖牙关系更接近Ⅰ类关系，正中关系位–正中𬌗位相差2mm，所有牙齿的咬合实际上更接近Ⅰ类关系。然而，–10.2mm的WITS评估显示存在重度骨性Ⅲ类，伴随患者继续生长的问题可能更加严重（图11.10；表11.1和表11.2）

上颌磨牙粘接带环，其余牙齿粘接2D托槽或颊管

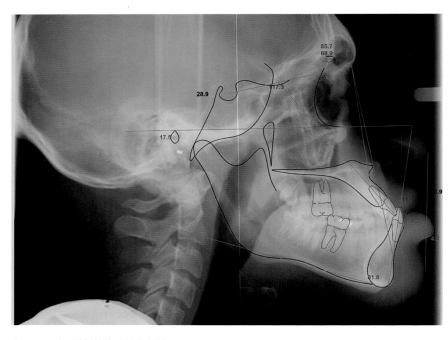

图11.10 数字化头颅侧位片：患者为重度的骨性Ⅲ类关系，下颌平面角较平，上下切牙有牙性代偿。

表11.1 主要的头影测量分析值

	标准值	治疗前
SNA	82°	85.7°
SNB	80°	88.9°
ANB	2°	–3.2°
WITS 值	–1～+1 mm	–10.2 mm
FMA	21°	18.6°
SN–GoGn	32°	27.6°
U1–SN	105°	113°
L1–GoGn	95°	80.1°
软组织		
下唇–E线	–2.0 mm	+4.2 mm
上唇–E线	–1.6 mm	–5.9 mm

SNA，蝶鞍点–鼻根点–上牙槽嵴点；SNB，蝶鞍点–鼻根点–下牙槽嵴点；ANB，上牙槽嵴点–鼻根点–下牙槽嵴点；FMA，下颌平面角；SN–GoGn，前颅底平面–下颌平面角；U1–SN，上中切牙长轴与前颅底平面的交角；L1–GoGn，下中切牙长轴与下颌平面的交角。

表11.2 患者三维方向关系问题列表

	横向	矢状向	垂直向
软组织	正常	凹面型；下唇丰满；鼻唇角较锐	低角型
上下牙列	正常	磨牙关系为Ⅲ类；尖牙关系为Ⅰ类；前牙反𬌗；前牙牙性代偿	覆𬌗4mm
上下颌骨	正常	Ⅲ类	低角型

（中切牙和侧切牙选用托槽尺寸为0.018，尖牙、前磨牙和磨牙选用托槽尺寸为0.022）。在治疗期间使用特殊的弓丝排齐、整平牙弓，在序列治疗期间使用Ⅲ类牵引及有选择的邻面去釉（IPR）。最后，通过治疗达到上下牙弓协调。

下颌第一恒磨牙粘接带环，其余牙齿粘接托槽或颊管如上颌牙弓所示，牙弓排齐、整平如上颌。

一旦上下颌协调并且适当整平，牙弓预备完成。预计疗程为30个月，透明保持器使用6个月后接着使用Hawley保持器。

治疗目标

患者的主诉是要求立即治疗，排齐牙弓。希望获得良好的覆盖。希望美观及功能也都能得到提升。尽管患者及其父母都不希望手术治疗，但是很明显如果患者继续以Ⅲ类的趋势生长，治疗可能由于生长不受控制而达不到预期的治疗效果，这种情况需要外科治疗。

治疗方案选择

可供家长及患者选择的治疗方案如下：

（1）暂不治疗。
（2）牙齿去除代偿并且设计单颌或双颌手术。
（3）拔除一颗下颌切牙。
（4）拔除双侧下颌第一前磨牙。
（5）不拔牙，通过邻面去釉排齐、整平牙列，并使用Ⅲ类牵引。

该患者选择方案（5）。作为患者希望选择的代偿方案，患者被告知错𬌗的骨性不调不能纠正（图11.11和图11.12）。作为代偿方案，患者可以接受这个治疗方案带来的美观改善效果，通过牙弓前部的重建接触点，上颌牙弓将会前倾，下颌牙弓将会后倾，使用Ⅲ类牵引整平和轻度远中移动下颌牙列。

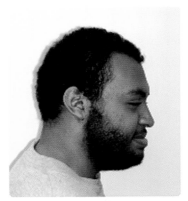
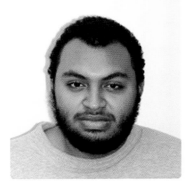
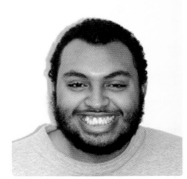
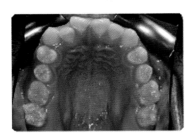
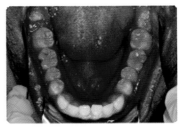
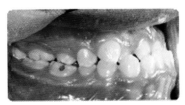
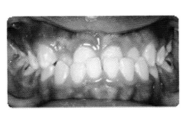
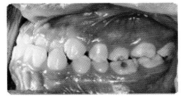

图11.11 治疗前患者的面𬌗像。

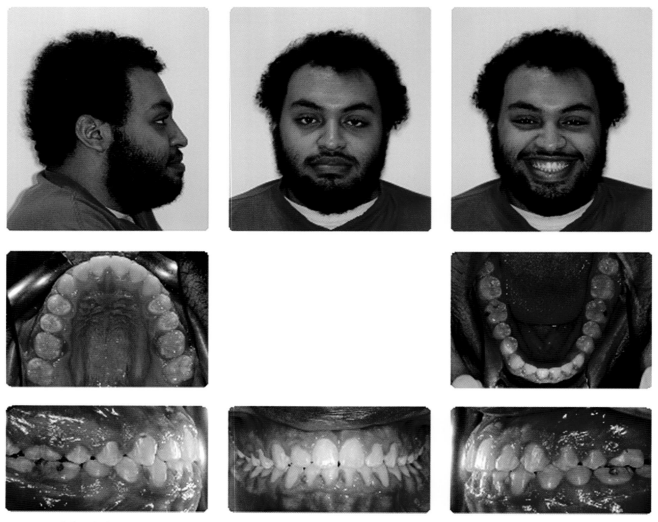

图11.12 治疗后患者的面骀像。

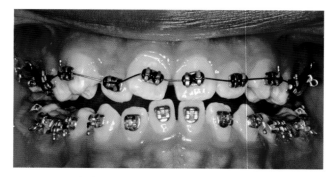

图11.13 口内像正面观：上颌放置0.014镍钛丝，上颌右侧侧切牙托槽倒置粘接，这有助于方丝放置后通过转矩反向表达来纠正反骀。

第1次复诊

所有牙齿粘接带环和托槽、颊管（图11.13～图11.17）。上颌放置0.014镍钛丝，上颌右侧侧切牙托槽倒置，放置方丝后反向表达转矩促进纠正反骀。图11.16显示在上颌磨牙和第二前磨牙加橡皮链纠正前磨牙的扭转。局部涂氟治疗，加强口腔卫生，注意饮食，使用Aquarium软件对紧急情况方案选择等进行宣教和提供建议。

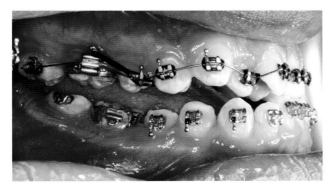

图11.14　口内像右侧观：第1次复诊，橡皮链纠正前磨牙扭转。

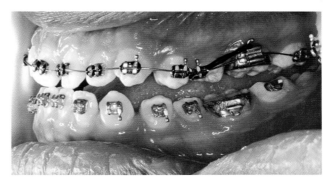

图11.15　口内像左侧观：第1次复诊，橡皮链纠正前磨牙扭转。

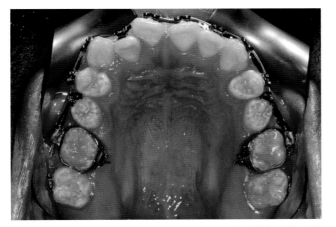

图11.16　口内像上颌𬌗面观：上颌磨牙和第二前磨牙放置橡皮链纠正前磨牙扭转。

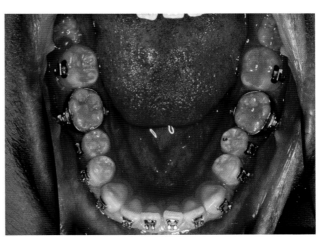

图11.17　口内像下颌𬌗面观：第1次复诊。

第2次复诊

6周后，上颌更换为0.016镍钛丝，纠正前磨牙扭转（图11.18和图11.19）。注意从初诊到此前1个月的牙弓平整度的改善。下颌没有放置弓丝。此次复诊，强调了保持口腔卫生及使用牙线。

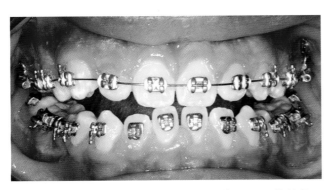

图11.18　口内像正面观：6周后，上颌更换为0.016镍钛丝，牙列平整度改善。

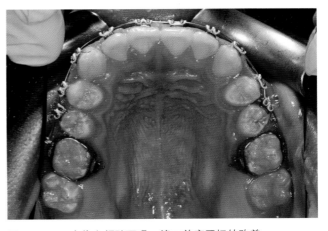

图11.19　口内像上颌𬌗面观：第二前磨牙扭转改善。

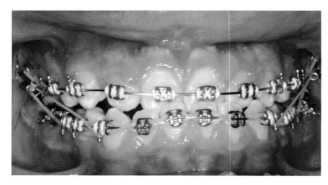

图11.20 口内像正面观：5周后第3次复诊，上颌更换为0.017×0.025镍钛丝，下颌放置0.016镍钛丝。

第3次复诊

上颌更换为0.017×0.025镍钛丝（图11.20～图11.24）。上颌弓丝放置在第二前磨牙龈方翼沟使其伸长（图11.21和图11.22）。下颌放置0.016上颌镍钛丝，在下颌6颗前牙放置橡皮链防止再出现散在间隙。Ⅲ类牵引（1/4″，4.5oz）从下颌尖牙和前磨牙连接至上颌第二恒磨牙，建议全天佩戴，有助于纠正前牙反殆。

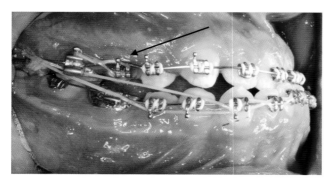

图11.21 口内像右侧观：第3次复诊，使用Ⅲ类牵引改善覆盖。注意上颌弓丝放置在第二前磨牙托槽龈方使其伸长（箭头所示）。

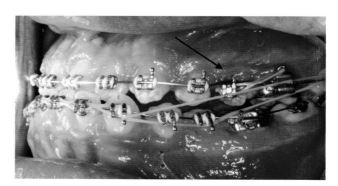

图11.22 口内像左侧观：第3次复诊，使用Ⅲ类牵引改善覆盖。注意上颌弓丝放置在第二前磨牙托槽龈方使其伸长（箭头所示）。

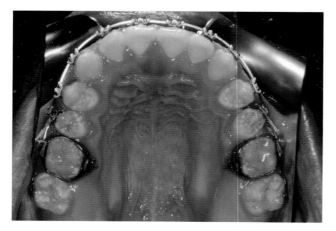

图11.23 口内像上颌殆面观：第3次复诊，注意牙弓形态的改善和第二前磨牙的扭转。

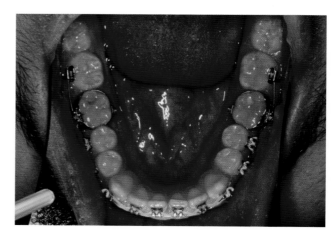

图11.24 口内像下颌殆面观：第3次复诊。

第4次复诊

4周后，患者覆盖良好（图11.25~图11.29）。上颌弓丝更换为0.017×0.025不锈钢丝，下颌弓丝更换为加宽的0.018不锈钢圆丝。橡皮链放置在下颌两侧尖牙之间以关闭间隙。上颌磨牙和第二前磨牙之间继续加橡皮链纠正前磨牙扭转，在下颌尖牙和第一前磨牙到上颌第一恒磨牙之间佩戴Ⅲ类牵引（3/16″，4.5oz）纠正Ⅲ类关系。加强口腔卫生。

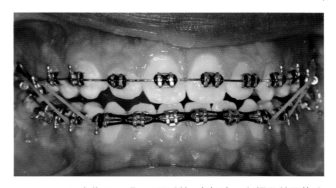

图11.25 口内像正面观：4周后第4次复诊，上颌弓丝更换为0.017×0.025不锈钢丝，下颌弓丝更换为加宽的0.018不锈钢圆丝。橡皮链放置在下颌两侧尖牙之间以关闭间隙。已经获得了良好的覆盖。

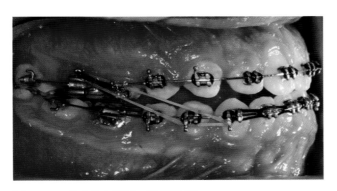

图11.26 口内像右侧观：第4次复诊。

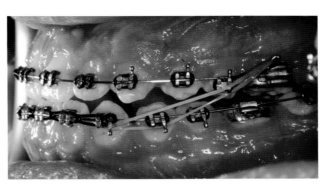

图11.27 口内像左侧观：第4次复诊。

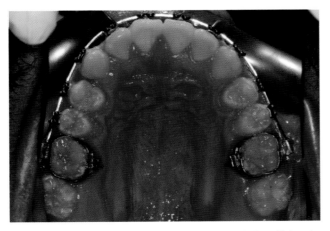

图11.28 口内像上颌𬌗面观：第4次复诊，注意第二前磨牙扭转得到改善。

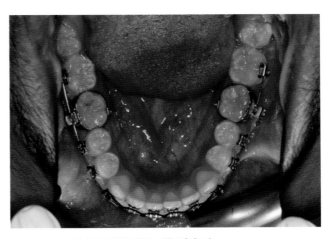

图11.29 口内像下颌𬌗面观：第4次复诊。

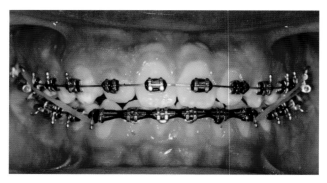

图11.30　口内像正面观：第5次复诊，由于调整第二前磨牙托槽的位置，上颌更换为0.016×0.022镍钛丝。良好的覆盖已经维持。

第5次复诊

已经维持良好的覆盖（图11.30～图11.34），并且患者反应更加舒适，咀嚼食物也更容易。上颌调整第二前磨牙托槽位置，纠正扭转及萌出高度的不足。上颌弓丝更换为0.016×0.022镍钛丝，佩戴三角形牵引（3/16″，4.5oz）。橡皮链继续放置在下颌两侧尖牙之间。

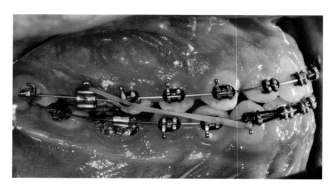

图11.31　口内像右侧观：第5次复诊。

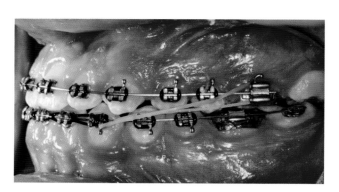

图11.32　口内像左侧观：第5次复诊。

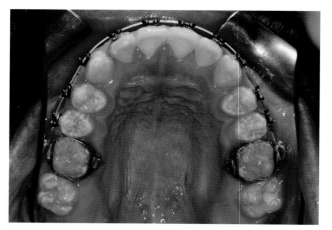

图11.33　口内像上颌𬌗面观：第5次复诊。

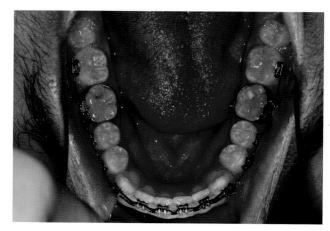

图11.34　口内像下颌𬌗面观：第5次复诊。

第6次复诊

　　上颌弓丝更换为0.017×0.025镍钛丝。Ⅲ类牵引（3/16″，4oz）佩戴在患者的右侧，以维持中线正确，三角形牵引在左边佩戴，从上颌尖牙到下颌尖牙和第一前磨牙，使颊侧咬合更紧密。橡皮链放置在下颌两侧尖牙之间以及上颌两侧尖牙之间以防止再出现散在间隙（图11.35～图11.37）。

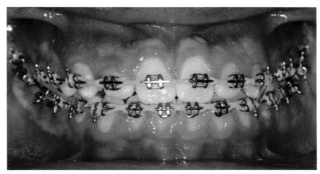

图11.35　口内像正面观：第6次复诊，上颌弓丝更换为0.017×0.025镍钛丝。橡皮链放置在下颌两侧尖牙之间以及上颌两侧尖牙之间以防止再出现散在间隙。

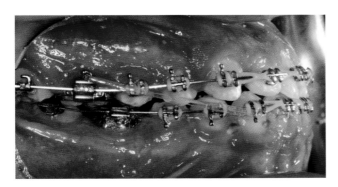

图11.36　口内像右侧观：第6次复诊，用Ⅲ类牵引维持良好的覆盖及改善中线。

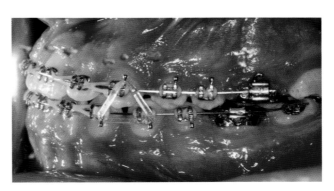

图11.37　口内像左侧观：第6次复诊，用三角形牵引改善尖牙咬合关系。

第7次复诊

　　上颌侧切牙托槽及上颌右侧尖牙托槽调整位置。由于调整托槽位置及弓丝弹性，上颌弓丝更换为0.016×0.022镍钛丝。橡皮链放置在上颌两侧第一恒磨牙之间，以及下颌两侧尖牙之间关闭间隙。在牙弓两侧尖牙到磨牙之间放置交互牵引以达到最大限度的尖窝交错关系（图11.38～图11.42）。

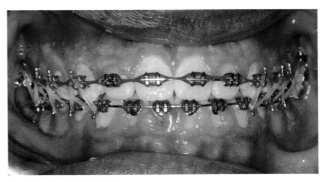

图11.38　口内像正面观：第7次复诊，橡皮链放置在上颌两侧第一恒磨牙之间，以及下颌两侧尖牙之间关闭间隙。

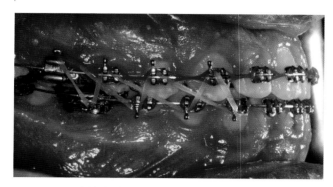

图11.39 口内像右侧观：第7次复诊，使用交互牵引获得更好的尖窝交错关系。

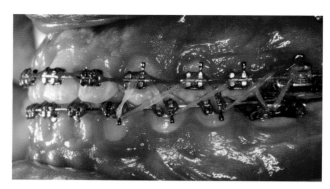

图11.40 口内像左侧观：第7次复诊，使用交互牵引获得更好的尖窝交错关系。

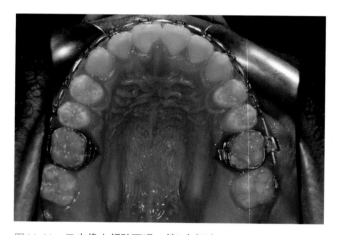

图11.41 口内像上颌𬌗面观：第7次复诊。

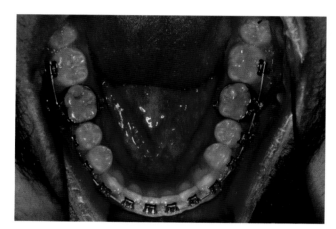

图11.42 口内像下颌𬌗面观：第7次复诊。

第8、9次复诊

继续用橡皮链关闭间隙，用交互牵引获得理想的尖窝交错关系。

拆除患者矫治器。做最后的记录（全景片和头颅侧位片，相片及数字模型记录）（图11.43～图11.52）。为患者取模制作压膜保持器。计划让患者第1个月检查1次保持器，随后1年内每3个月检查一次。整个治疗时间为15个月。治疗后的头颅侧位片显示骨结构、牙周正常，以及无牙根吸收。

根据测量，治疗后的头颅侧位片显示SNA角86.4°，SNB角87.7°，ANB角-1.3°，WITS评估为-7.2mm。下颌平面角（FMA）为16.2°，SN-GoGn角为28.7°，下颌切牙到下颌平面（L1-GoGn）的角度77.3°，上颌切牙到SN平面（U1-SN）的角度为118.7°。软组织的值有所改善是由于下唇从4.2mm变至3.6mm，上唇从-5.9mm变至-1.0mm（图11.52，表11.3）。

由于治疗期间软件的更换导致不能进行整体和局部头像重叠。然而，治疗后的测量值显示，尽管通过牙齿代偿进行治疗，牙齿及骨骼关系均有改善。

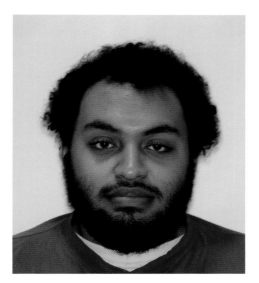

图11.43 正面观：拆除矫治器当天。

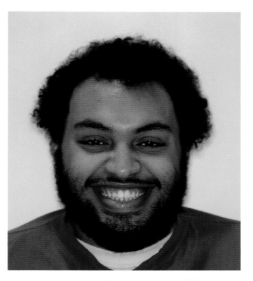

图11.44 正面观：拆除矫治器当天微笑像。

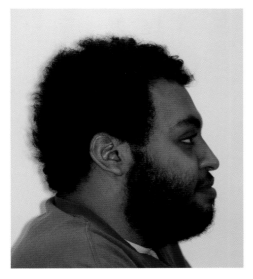

图11.45 右侧侧面观：拆除矫治器当天。

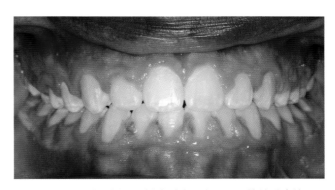

图11.46 口内像正侧观：拆除矫治器当天。覆盖关系改善。

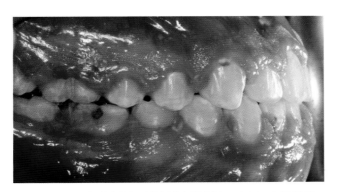

图11.47 口内像右侧观：拆除矫治器当天。磨牙、尖牙关系改善。

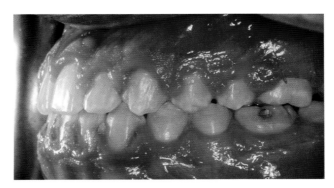

图11.48 口内像左侧观：拆除矫治器当天。磨牙、尖牙关系改善。

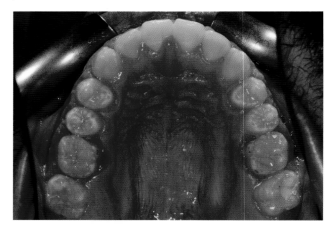

图11.49 口内像上颌殆面观：拆除矫治器当天。

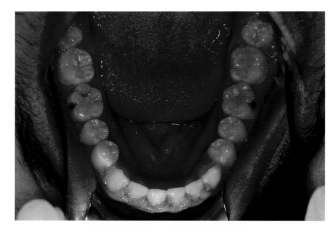

图11.50 口内像下颌殆面观：拆除矫治器当天。

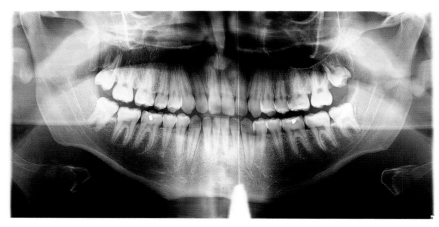

图11.51 全景片：拆除矫治器当天，牙根长度及牙周组织都是正常的。

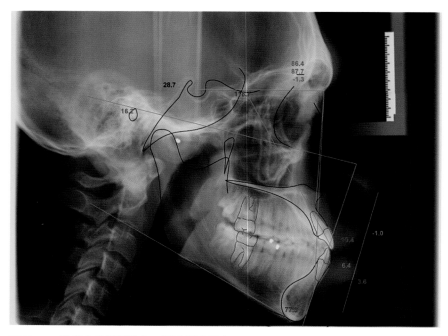

图11.52 数字化头颅侧位片：拆除矫治器当天，上下颌关系的改善以及软组织的平衡。

表11.3　主要的头影侧量分析值治疗前后变化

	正常值	矫治前	矫治后
SNA	82°	85.7°	86.4°
SNB	80°	88.9°	87.7°
ANB	2°	− 3.2°	− 1.3°
WITS 值	− 1 ~ +1 mm	− 10.2 mm	− 7.2 mm
FMA	21°	18.6°	16.2°
SN–GoGn	32°	27.6°	28.7°
U1–SN	105°	113°	118.7°
L1–GoGn	95°	80.1°	77.3°
软组织			
下唇–E线	− 2.0 mm	+4.2 mm	+3.6 mm
上唇–E线	− 1.6 mm	− 5.9 mm	− 1.0 mm

SNA，蝶鞍点–鼻根点–上牙槽嵴点；SNB，蝶鞍点–鼻根点–下牙槽嵴点；ANB，上牙槽嵴点–鼻根点–下牙槽嵴点；FMA，下颌平面角；SN–GoGn，前颅底平面–下颌平面角；U1-SN，上中切牙长轴与前颅底平面的交角；L1-GoGn，下中切牙长轴与下颌平面的交角。

小结

随着生长发育结束，那些明确需要正颌手术的病例被证实可以通过传统的正畸治疗来掩饰及可接受的牙齿代偿来治疗。面部美观不会有降低，并且患者避免了外科手术程序带来的额外的风险及费用。

复习题

1　需要哪些正畸记录做出诊断和治疗计划？

2　正畸记录的哪些部分被用来提出问题列表？

3　哪些部分是跟最初放入托槽和带环的弓丝有关？

4　什么类型的材料被用以结扎弓丝？

5　在非拔牙和非手术治疗的Ⅲ类错𬌗畸形的治疗中，为什么上颌牙弓的治疗要先于下颌牙弓？

6　对于Ⅲ类错𬌗畸形，上下牙列的颌间牵引产生了何种移动？

参考文献

[1] Musich DR, Chemello PD. Orthodontic aspects of orthognathic surgery. In: Graber LW, Vanarsdall RL, Vig KWL, eds. Orthodontics Current Principles and Techniques, 5th edn. Philadelphia, PA: Elsevier Mosby, 2012; pp. 897–963.

[2] Proffit WR, Sarver DM, Ackerman JL. Orthodontic diagnosis: the problem oriented approach. In: Proffit WR, Fields HW Jr, Sarver DM, eds. Contemporary Orthodontics, 5th edn. St Louis, MO: CV Mosby Co.,
2013; pp. 151–219.

[3] Proffit WR, Sarver DM. Combined surgical and orthodontic treatment. In: Proffit WR, Fields HW Jr, Sarver DM, eds. Contemporary Orthodontics, 5th edn. St Louis, MO: Mosby, 2013; pp. 685–714.

[4] Sinha PK. Patient compliance in orthodontic practice. In Nanda R, Kapila S, eds. Current Therapy in Orthodontics. St Louis, MO: Mosby Elsevier, 2010; pp. 9–14.

12

骨性 Ⅲ 类、牙性 Ⅲ 类病例：非拔牙矫治
Class III Skeletal and Class III Dental: Non-Extraction

学习目标

- 对于青春期后女性（无生长发育潜能）骨性 Ⅲ 类错殆畸形的代偿矫治
- 纠正反殆过程中对咬合干扰的处理

问诊记录

患者为13岁女性，曾由其他正畸医生治疗，该医生因身体原因退休，来此就诊，希望继续完成矫治。重新收集资料制订矫治计划，拍面殆像时未拆除原有矫治器，治疗计划决定后开始时将粘接新的矫治器。

- 生长发育阶段：青春期后，2年前初潮
- 治疗动机：好
- 全身疾病史：无
- 牙科既往史：一名当地社区牙医对其进行常规诊疗

- 家族史：哥哥接受过 Ⅲ 类错殆畸形矫治
- 口腔不良习惯：无
- 面型：卵圆面型，窄面型，左右不对称，颏部左偏
- 面部比例：面下1/3较长

临床检查

- 唇齿关系（图12.1和图12.2）
  - 息止颌位：切牙暴露3mm
  - 微笑状态：切牙暴露8mm
- 笑线：无牙龈暴露

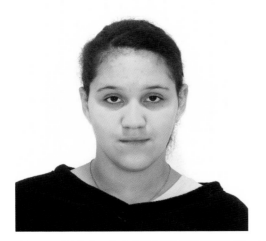

图12.1　正面观：息止颌位时面部呈卵圆面型，长面型，颏部左偏。

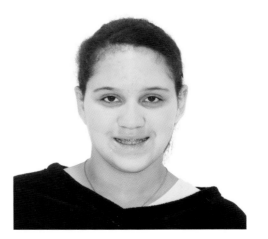

图12.2　正面观：微笑时无牙龈暴露。

Atlas of Orthodontic Case Reviews, First Edition. Marjan Askari and Stanley A. Alexander.
© 2017 John Wiley & Sons, Inc. Published 2017 by John Wiley & Sons, Inc.

颌中线左偏2mm；可见下颌中切牙间间隙

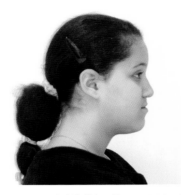

图12.3 右侧侧侧面观：凹面型；鼻唇角较锐。

- 呼吸方式：鼻呼吸
- 唇部状态：息止颌位时闭合
- 软组织侧貌：轻度凹面型（图12.3）
- 鼻唇角：较锐
- 均角

牙列情况（图12.4）

- 临床可见牙齿：

7654321	12c4567
765421	1234567

- 覆盖：前牙区反𬌗，反覆盖2mm
- 覆𬌗：1mm
- 中线：上颌中线与面中线一致，下颌中线相对于上

右侧颊侧观（图12.5）

- 磨牙关系：Ⅲ类
- 尖牙关系：Ⅲ类
- Spee曲线：较深
- 反𬌗：前牙区反𬌗
- 龋齿：无

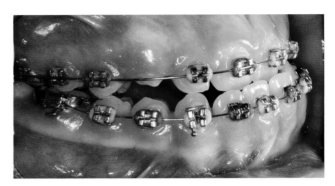

图12.5 矫治前口内像右侧观：磨牙、尖牙关系为Ⅲ类，Spee曲线较深。

左侧颊侧观（图12.6）

- 磨牙关系：Ⅲ类
- 尖牙关系：Ⅲ类
- Spee曲线：较深
- 反𬌗：前牙区反𬌗
- 龋齿：无

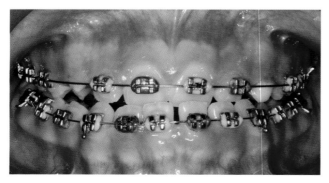

图12.4 口内像正面观：原有矫治器状态，前牙区反𬌗，下颌中线左偏。

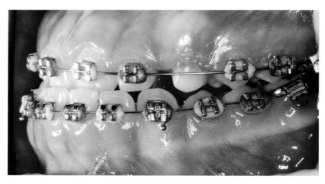

图12.6 口内像左侧观：磨牙、尖牙关系为Ⅲ类，Spee曲线较深。

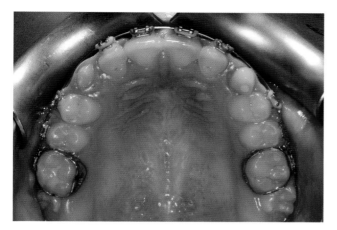

图12.7 口内像上颌𬌗面观：对称，宽U形，替牙𬌗后期。

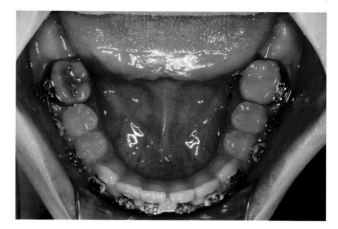

图12.8 口内像下颌𬌗面观：牙弓呈U形。

上颌牙弓（图12.7）

- 替牙𬌗后期，佩戴矫治器，宽U形
- 龋齿：无

下颌牙弓（图12.8）

- 佩戴矫治器，呈U形
- 龋齿：无

功能检查

- 下颌动度正常，开口时轻微左偏；最大开口度 =40mm
- 最大前伸侧方运动：右侧=8mm；左侧=8mm；前伸 =4mm
- 颞下颌关节触诊：无触痛
- 替牙𬌗后期，可见32颗牙齿或牙胚
- 牙根长度及牙周组织正常
- 髁突形态正常（图12.9）

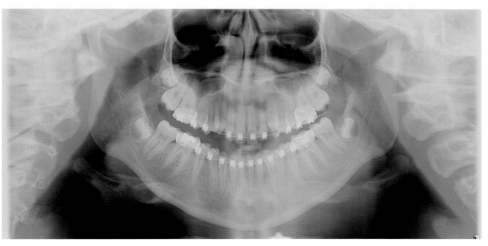

图12.9 全景片：佩戴原有矫治器，替牙𬌗后期，可见32颗牙齿或牙胚。

诊断和治疗计划

患者为13岁青春期后女性，骨性Ⅲ类、牙性Ⅲ类错𬌗畸形伴上下颌牙性代偿（图12.10；表12.1和表12.2）。家长及患者不接受手术治疗。计划在不影响颜面美观的前提下，采用非拔牙、非手术方案，进一

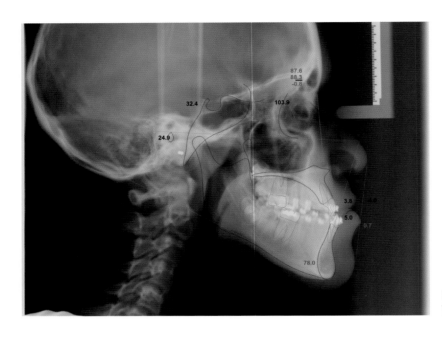

图12.10　数字化头颅侧位片：患者为Ⅲ类骨面型，均角，下颌切牙直立。

表12.1　主要的头影测量分析值

	标准值	治疗前
SNA	80°	87.6°
SNB	78°	88.3°
ANB	2°	-0.7°
WITS 值	-1 ~ +1 mm	-9.0 mm
FMA	21°	24.4°
SN–GoGn	32°	32.0°
U1–SN	105°	103.9°
L1–GoGn	95°	81°
软组织		
下唇–E线	-2 mm	+0.70 mm
上唇–E线	-1.6 mm	-4.0 mm

SNA，蝶鞍点–鼻根点–上牙槽嵴点；SNB，蝶鞍点–鼻根点–下牙槽嵴点；ANB，上牙槽嵴点–鼻根点–下牙槽嵴点；FMA，下颌平面角；SN–GoGn，前颅底平面–下颌平面角；U1–SN，上中切牙长轴与前颅底平面的交角；L1–GoGn，下中切牙长轴与下颌平面的交角。

表12.2　患者三维方向关系问题列表

	横向	矢状向	垂直向
软组织	正常	凹面型；鼻唇角锐；下颌后缩	均角型
上下牙列	前牙区反𬌗	替牙𬌗后期；尖牙和磨牙关系为Ⅲ类；反覆盖	反覆𬌗1mm
上下颌骨	正常	Ⅲ类	均角型

步牙性代偿掩饰存在的骨性及牙性畸形。告知家长及患者，如果随着生长发育下颌骨性畸形加重，会在正畸过程中建议其行正颌手术；或者在正畸结束后，因其自身生发育而复发，也会建议患者行正颌手术。

治疗目标

通过牙性代偿纠正骨性 Ⅲ 类及牙性 Ⅲ 类导致的前牙区反𬌗，同时注意保持侧貌美观。选择非拔牙矫治以便随着生长发育骨性畸形加重时不影响行正颌手术。

治疗方案选择

可供家长及患者选择的治疗方案如下：

（1）正颌手术纠正骨性及牙性畸形。家长及患者均不接受。
（2）不改变颜面美观程度的前提下非拔牙矫治，结合牙性代偿。家长希望采用此方案，告知家长如骨性畸形随生长发育加重，将不可避免正颌手术。
（3）拔除双侧上颌第二前磨牙、双侧下颌第一前磨牙纠正前牙反𬌗，改善咬合关系。

家长及患者选择方案（2）（图12.11和图12.12）。

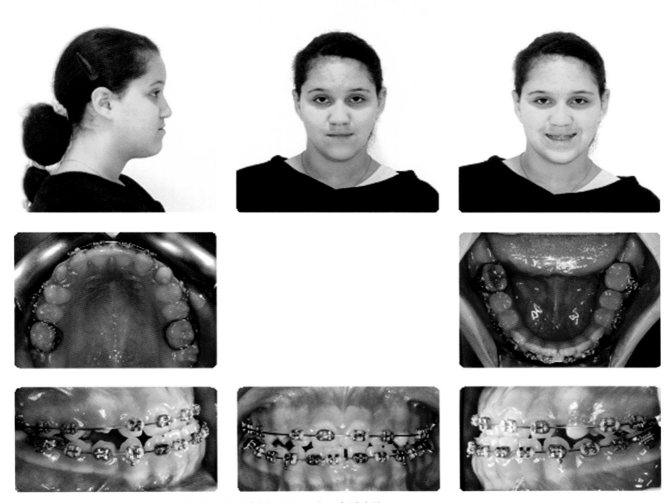

图12.11　治疗前患者的面𬌗像：该患者为转诊病例，所以口内已有矫治器。

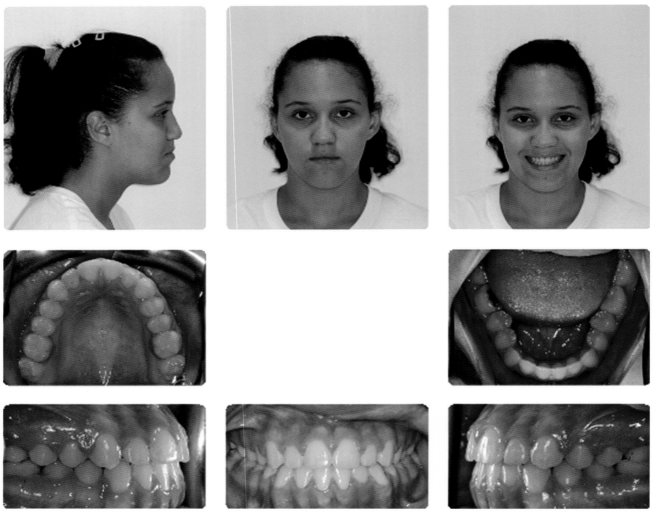

图12.12 治疗后患者的面𬌗像。

第1次复诊

拆除口内原有矫治器，重新粘接2D系统矫治装置，第一恒磨牙近远中间隙足够，重新粘接带环，上下颌第二前磨牙到对侧第二前磨牙粘接托槽，上颌放置0.018镍钛丝，下颌放置0.016镍钛丝，下颌全颌橡皮链。上颌第一恒磨牙腭尖垫玻璃离子粘接剂，打开咬合，利于纠正前牙反𬌗（图12.13～图12.17）。

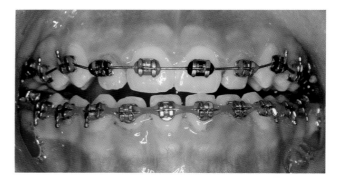

图12.13 新粘矫治装置后的口内像正面观：上颌放置0.018镍钛丝，下颌放置0.016镍钛丝，下颌全颌橡皮链。

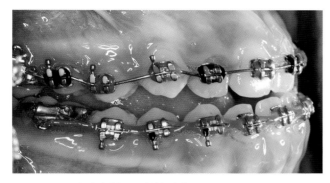

图12.14 口内像右侧观：新粘矫治装置后。

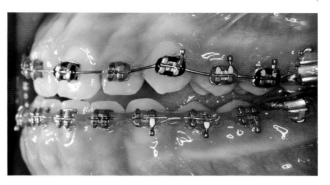

图12.15 口内像左侧观：新粘矫治装置后。

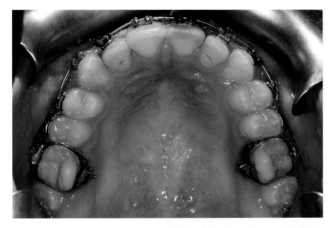

图12.16 口内像上颌𬌗面观：新粘矫治装置后，双侧上颌第一恒磨牙腭尖垫玻璃离子粘接剂。

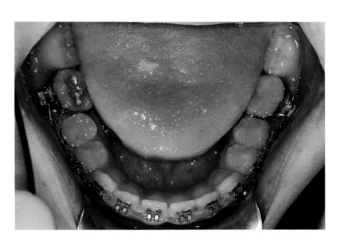

图12.17 口内像下颌𬌗面观：新粘矫治装置后，全颌橡皮链。

第2次复诊

5周后，上下颌更换为0.016×0.022镍钛丝，下颌双侧第一前磨牙之间放置橡皮链，Ⅲ类牵引（1/4″，4oz），每天更换橡皮圈，上颌玻璃离子粘接剂脱落，本次复诊不再垫玻璃离子粘接剂（图12.18～图12.22）。

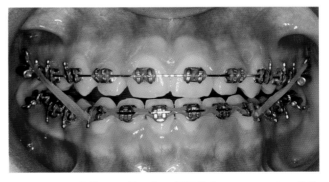

图12.18 口内像正面观：上下颌更换为0.016×0.022镍钛丝，Ⅲ类牵引，纠正前牙反𬌗。

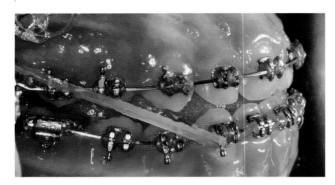

图12.19　口内像右侧观：挂Ⅲ类牵引。

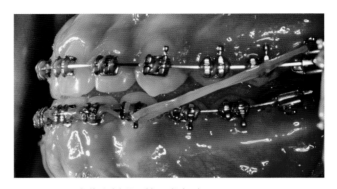

图12.20　口内像左侧观：挂Ⅲ类牵引。

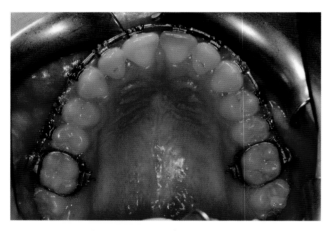

图12.21　口内像上颌殆面观：玻璃离子粘接剂脱落，不再重新垫玻璃离子粘接剂。

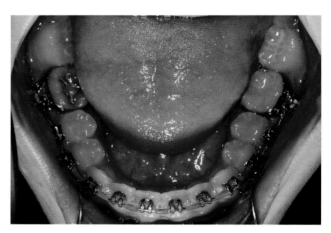

图12.22　口内像下颌殆面观：双侧第一前磨牙之间放置橡皮链。

第3次复诊

　　4周后，倒置粘接下颌切牙托槽以表达冠舌向转矩，增加下颌切牙舌侧代偿，下颌弓丝不改，上颌更换为0.017×0.025不锈钢丝稳定上颌弓形，表达上颌切牙转矩，下颌双侧第一前磨牙之间继续放置橡皮链。右侧挂Ⅲ类牵引，使下颌中线右移，上颌左侧尖牙及下颌左侧尖牙和第一前磨牙之间挂三角形牵引（3/16″，4.5oz），每天更换橡皮圈（图12.23～图12.25），此时可见前牙反殆已纠正。

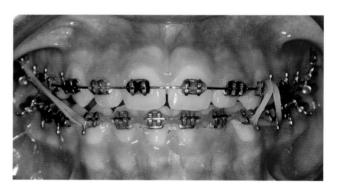

图12.23　口内像正面观：上颌更换为0.017×0.025不锈钢丝，下颌切牙托槽倒置粘接以表达冠舌向转矩。

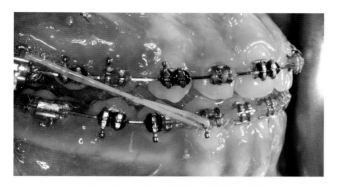

图12.24 口内像右侧观：Ⅲ类牵引使下颌中线右移。

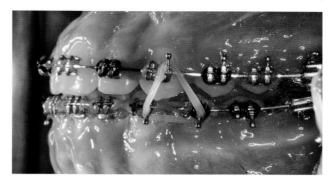

图12.25 口内像左侧观：三角形牵引改善咬合。

第4次复诊

8周后，粘接下颌右侧第二恒磨牙颊管，为排齐第二恒磨牙下颌更换为0.016镍钛丝，上颌第二恒磨牙腭尖垫玻璃离子粘接剂打开咬合，以排齐下颌第二恒磨牙（图12.26~图12.30）。

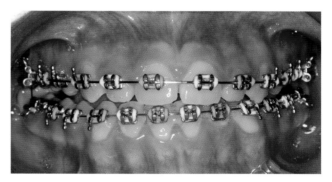

图12.26 口内像正面观：粘接下颌第二恒磨牙颊管，下颌更换为0.016镍钛丝。

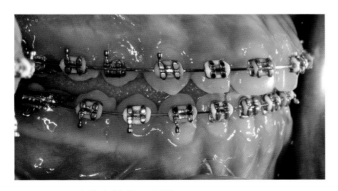

图12.27 口内像右侧观：8周后。

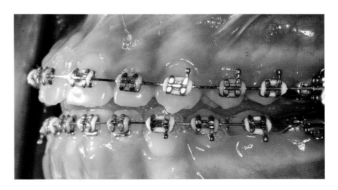

图12.28 口内像左侧观：8周后。

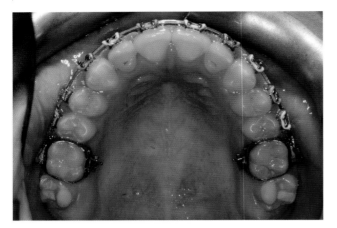

图12.29 口内像上颌殆面观：第二恒磨牙腭尖垫玻璃离子粘接剂，打开咬合，便于粘接下颌第二恒磨牙颊管。

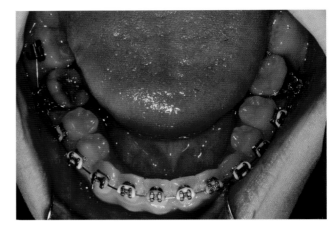

图12.30 口内像下颌殆面观：8周后。

第5次复诊

6周后，去除上颌玻璃离子粘接剂，下颌更换为0.016×0.022镍钛丝，下颌全颌橡皮链。两侧挂Ⅲ类牵引（3/16″，4.5oz），嘱患者每天更换橡皮圈（图12.31～图12.35）。

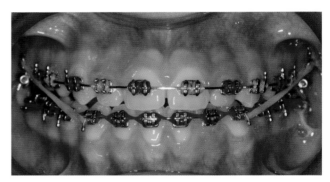

图12.31 口内像正面观：下颌更换为0.016×0.022镍钛丝，双侧Ⅲ类牵引。

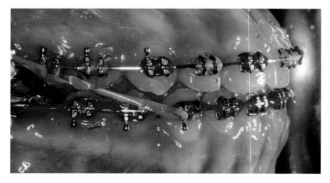

图12.32 口内像右侧观：Ⅲ类牵引。

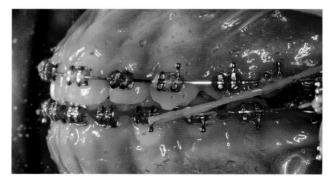

图12.33 口内像左侧观：Ⅲ类牵引。

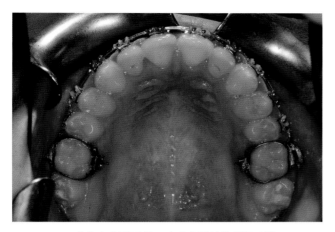

图12.34　口内像上颌𬌗面观：玻璃离子粘接剂已去除。

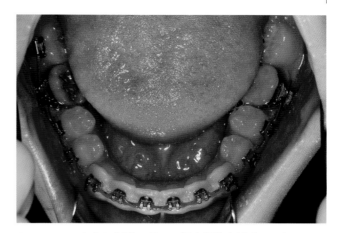

图12.35　口内像下颌𬌗面观：下颌全颌橡皮链（6-6）。

第6次复诊

6周后，下颌更换为0.017×0.025镍钛丝，上颌仍为0.017×0.025不锈钢丝，双侧从上颌尖牙至下颌尖牙及第一前磨牙挂三角形牵引（3/16″，4.5oz），覆盖已改善至2mm，上下颌中线已对正（图12.36～图12.38）。

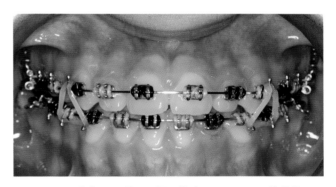

图12.36　口内像正面观：下颌更换为0.017×0.025镍钛丝。

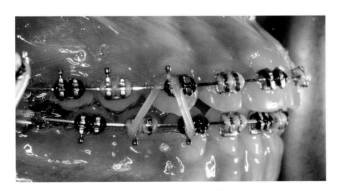

图12.37　口内像右侧观：三角形牵引，改善咬合。

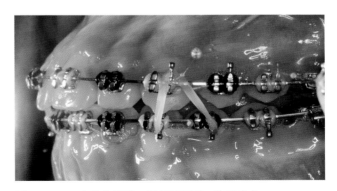

图12.38　口内像左侧观：三角形牵引，改善咬合。

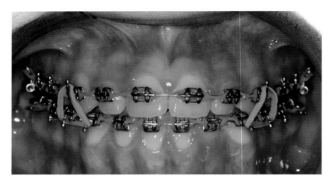

图12.39　口内像正面观：上颌更换为0.017×0.025镍钛丝，上下颌全颌橡皮链（6-6）。

第7、8次复诊

5周后，上颌更换为0.017×0.025镍钛丝。上下颌全颌橡皮链（6-6）。三角形牵引（3/16″，6oz），每天更换橡皮圈，上下颌均改为镍钛丝，可以通过挂牵引更好改善后牙咬合（图12.39～图12.41）。以这种力学体系保持5周。

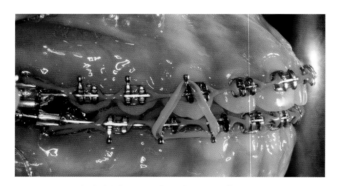

图12.40　口内像右侧观：三角形牵引，调整咬合。

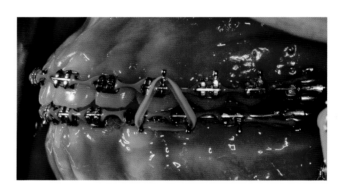

图12.41　口内像左侧观：三角形牵引，调整咬合。

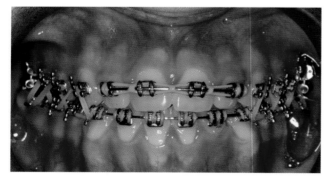

图12.42　口内像正面观：上颌弓丝在双侧侧切牙远中截断，下颌弓丝在双侧尖牙远中截断，上颌切牙区放置橡皮链。

第9次复诊

4周后，上颌弓丝在双侧侧切牙远中截断，上颌切牙区放置橡皮链；下颌弓丝在双侧尖牙远中截断，前牙单颗结扎，在双侧上颌尖牙至双侧下颌第一恒磨牙之间8字牵引（3/8″，4.5oz；图12.42～图12.44）。拍治疗阶段全景片评估牙根平行度及牙根状态（图12.45）。全景片显示牙根状态无异常，牙根平行度良好。

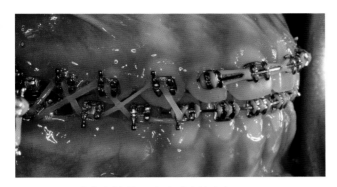

图12.43 口内像右侧观：8字牵引改善咬合。

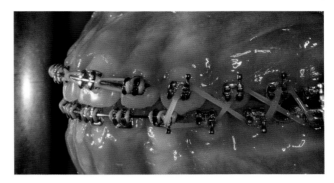

图12.44 口内像左侧观：8字牵引改善咬合。

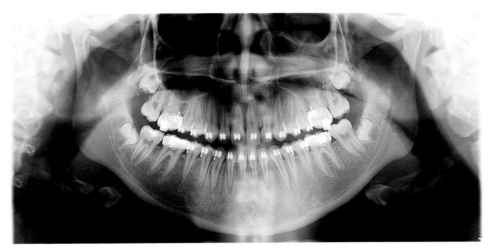

图12.45 全景片：牙根长度正常，牙根组织健康。

第10次复诊

4周后，继续调整前牙区咬合，下颌更换为0.016×0.022镍钛预成摇椅弓。上颌更换为0.016×0.022镍钛丝，在双侧尖牙远中截断，上颌前牙区放置橡皮链，继续之前的牵引（图12.46～图12.48）。

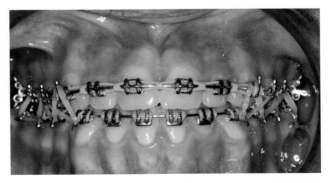

图12.46 口内像正面观：下颌更换为0.016×0.022镍钛预成摇椅弓。上颌更换为0.016×0.022镍钛丝，在双侧尖牙远中截断，上颌前牙区放置橡皮链。牵引继续。

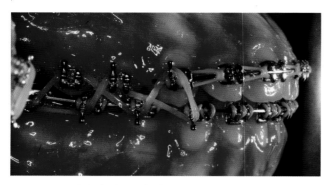

图12.47　口内像右侧观：牵引继续。

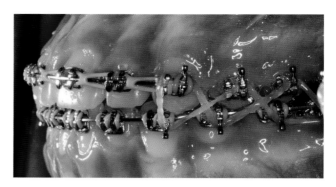

图12.48　口内像左侧观：牵引继续。

第11次复诊

　　上次复诊3周后拆除全口矫治器，进行口内扫描，拍面𬌗像、头颅侧位片，取模准备制作即刻压膜保持器。嘱夜间佩戴保持器，4周后复诊检查佩戴效果。接下来一年中每3个月复诊一次，检查保持状况，进行生长评估。磨牙、尖牙为Ⅰ类关系，前

牙覆𬌗覆盖2mm，患者侧貌有所改善（图12.49～图12.56），总矫治时长13个月。

　　矫治期间有少量的生长发育，然而Ⅲ类牵引使下颌骨顺旋，有利于反𬌗的矫治，𬌗平面顺旋导致WITS值有所改善，局部重叠图显示上颌切牙唇倾，下颌切牙回收通过牙性代偿改善前牙覆盖，软组织侧貌有所改善（图12.57和图12.58；表12.3）。

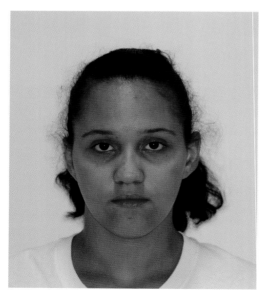

图12.49　正面观：拆除矫治装置后。

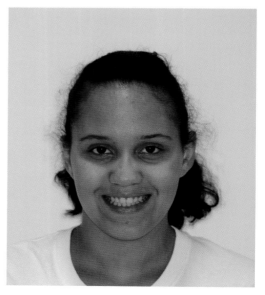

图12.50　正面观：拆除矫治装置后微笑像。

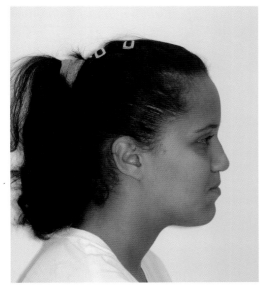

图12.51 右侧侧面观：拆除矫治器后，矫治后侧貌有所改善。

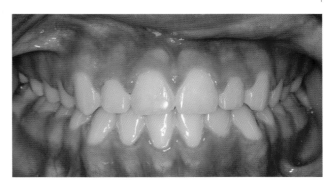

图12.52 口内像正面观：拆除矫治器后，覆盖正常。

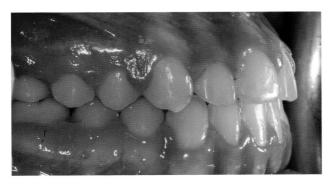

图12.53 口内像右侧观：拆除矫治器后，磨牙、尖牙达到Ⅰ类关系。

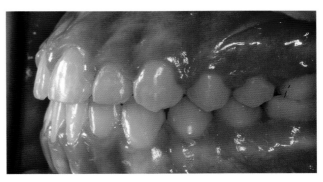

图12.54 口内像左侧观：拆除矫治器后，磨牙、尖牙达到Ⅰ类关系。

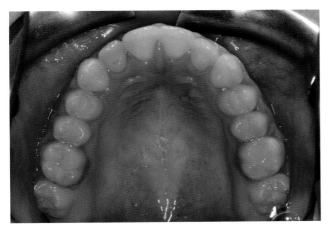

图12.55 口内像上颌𬌗面观：拆除矫治器后。

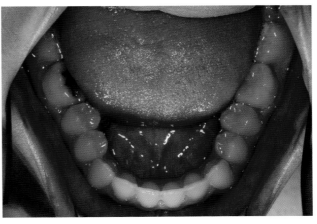

图12.56 口内像下颌𬌗面观：拆除矫治器后。

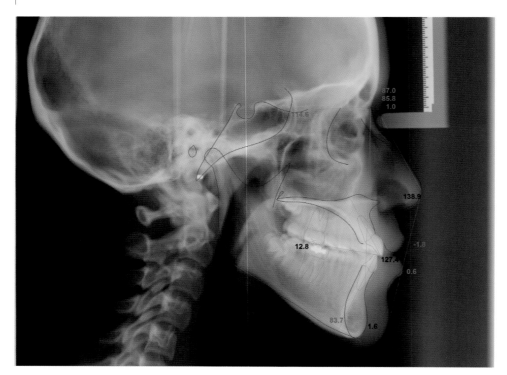

图12.57 数字化头颅侧位片：骨性关系改善，切牙覆𬌗覆盖关系理想。

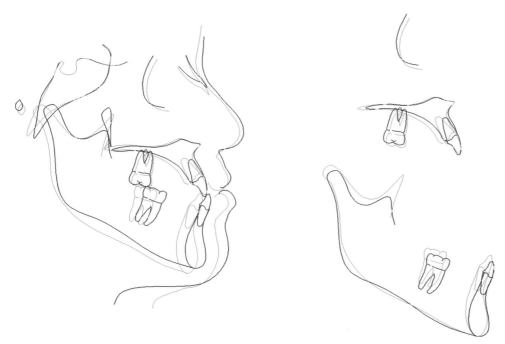

图12.58 整体和局部头影重叠图（治疗前，黑色；治疗后，红色）：矫治过程中颌骨有少量的生长发育，由于Ⅲ类牵引，𬌗平面顺旋；少量的下颌骨后退及上颌切牙唇倾，使下颌切牙的位置所有改善。

表12.3　主要的头影测量分析值治疗前后变化

	标准值	治疗前	治疗后
SNA	82°	87.6°	87.0°
SNB	80°	88.3°	85.8°
ANB	2°	−0.7°	+1.2°
WITS 值	−1 ~ +1mm	−9.0mm	−4.3mm
FMA	21°	24.4°	25.1°
SN–GoGn	32°	32.0°	32.2°
U1–SN	105°	103.9°	114.6°
L1–GoGn	95°	81.0°	83.7°
软组织			
下唇–E线	−2.0mm	+0.70mm	+0.10mm
上唇–E线	−1.6mm	−4.0mm	−2.0mm

SNA，蝶鞍点–鼻根点–上牙槽嵴点；SNB，蝶鞍点–鼻根点–下牙槽嵴点；ANB，上牙槽嵴点–鼻根点–下牙槽嵴点；FMA，下颌平面角；SN–GoGn，前颅底平面–下颌平面角；U1–SN，上中切牙长轴与前颅底平面的交角；L1–GoGn，下中切牙长轴与下颌平面的交角。

小结

　　对于青春期后前牙反𬌗的患者的矫治仍有许多争议：少量的生长发育是否会加剧畸形程度；在保持面部美观的同时，是否可以通过选择性拔牙或邻面片切来代偿掩饰Ⅲ类表现。此病例中少量生长发育导致的颌骨顺旋，有利于颜面美观及对前牙反𬌗的纠正。

复习题

1　对于骨性Ⅲ类患者，考虑到颜面美观，何时选择代偿矫治？

2　𬌗平面的旋转是否有助于对Ⅲ类患者的非手术治疗？

3　下颌的顺旋是否有助于对Ⅲ类患者的非手术治疗？

参考文献

[1] Proffit WR, Fields HW Jr, Sarver DM. Orthodontic treatment planning: From problem list to specific plan. In: Proffit WR, Fields HW Jr, Sarver DM eds. Contemporary Orthodontics, 5th edn. St. Louis, MO: Mosby, 2012; 220–275.

13

骨性 Ⅲ 类、牙性 Ⅱ 类病例：非拔牙矫治

Class III Skeletal Pattern and Class II Dental: Non-Extraction

学习目标
● 使用镍钛弓丝进行排齐整平
● 使用镍钛弓丝加后牙殆垫纠正反殆
● 使用镍钛弓丝加反曲线打开咬合

问诊记录

患者为15岁女性，口内已佩戴矫治器，与她的母亲一起来就诊。在过去的2年中，由于资金短缺没有按时去复诊，现要求完成正畸治疗。

● 生长发育阶段：青春期后
● 治疗动机：好
● 全身疾病史：无
● 牙科既往史：1颗牙进行过充填，并定期检查

● 家族史：母亲儿童时期接受过正畸治疗
● 不良习惯：无
● 面型：卵圆面型，窄面型，下颌左偏不对称
● 面部比例：下面高较长

临床检查

● 唇齿关系（图13.1和图13.2）
  - 息止颌位：切牙暴露2mm
  - 微笑状态：切牙暴露7mm

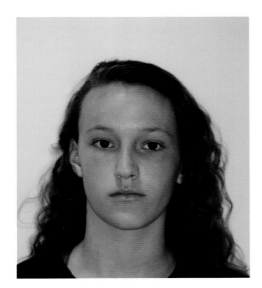

图13.1 正面观：息止颌位时面部长，卵圆面型，下颌轻微不对称，左偏。

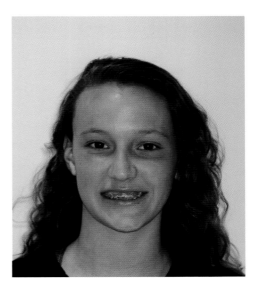

图13.2 正面观：微笑时牙龈暴露4mm。

Atlas of Orthodontic Case Reviews, First Edition. Marjan Askari and Stanley A. Alexander.
© 2017 John Wiley & Sons, Inc. Published 2017 by John Wiley & Sons, Inc.

- 唇部状态：息止颌位时闭合
- 软组织侧貌：凸面型，颏部突出且左偏（图13.3）
- 鼻唇角：正常
- 均角型

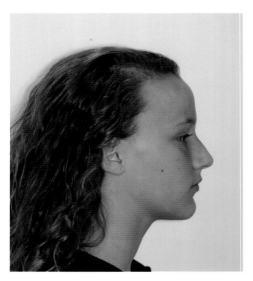

图13.3 右侧侧面观：轻度凸面型，鼻唇角正常，颏部突出。

牙列情况（图13.4）

- 临床可见牙齿：

7654321	1234567
7654321	1234567

- 覆盖：8mm
- 覆𬌗：1mm

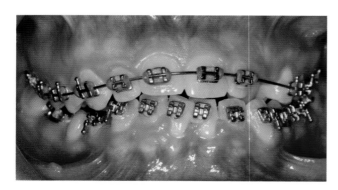

图13.4 口内像正面观：佩戴原始矫治器，上颌中线向左侧偏离面中线2mm，下颌中线左偏3mm。

- 中线：上颌中线向左侧偏离面中线2mm，下颌中线左偏3mm

右侧颊侧观（图13.5）

- 磨牙关系：尖对尖
- 尖牙关系：Ⅱ类
- Spee曲线：陡峭
- 龋齿：无

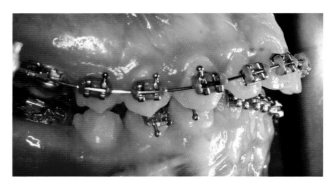

图13.5 口内像右侧观：牙齿佩戴原始矫治器，磨牙尖对尖关系，尖牙Ⅱ类关系，Spee曲线陡峭。

左侧颊侧观（图13.6）

- 磨牙关系：Ⅱ类
- 尖牙关系：Ⅱ类
- Spee曲线：陡峭
- 反𬌗：上颌左侧尖牙
- 龋齿：无

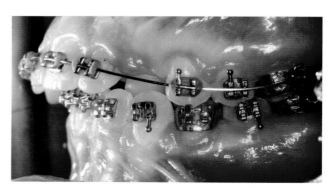

图13.6 口内像左侧观：牙齿佩戴原始矫治器，磨牙Ⅱ类关系，尖牙Ⅱ类关系伴随尖牙反𬌗，Spee曲线陡峭。

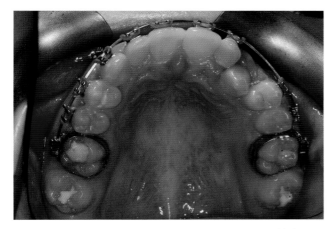

图13.7 口内像上颌殆面观：佩戴原始矫治器。牙弓较宽，呈U形，左侧尖牙腭侧位萌出。

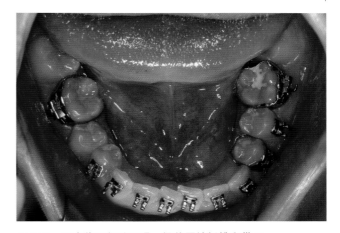

图13.8 口内像下颌殆面观：佩戴原始托槽和带环。

上颌牙弓（图13.7）

- 牙弓较宽，呈U形，左侧尖牙腭侧位萌出
- 龋齿：无

下颌牙弓（图13.8）

- 牙弓较宽，呈U形，由于托槽位置不佳，导致"过山车效应"
- 龋齿：无

功能检查

- 下颌动度正常，最大开口度=40mm
- 正中关系位–正中殆位（CR–CO）：一致
- 最大前伸侧方运动：右侧=8mm；左侧=7mm；前伸=10mm
- 触诊没有疼痛，左侧关节有轻微弹响，没有撞击感
- 完全恒牙殆，第三恒磨牙正在发育中
- 牙根长度及牙周组织正常
- 由于托槽位置不佳，导致"过山车效应"
- 髁突形态正常（图13.9）

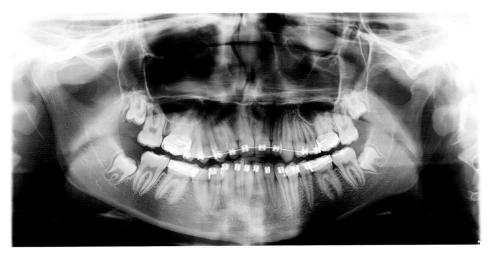

图13.9 全景片：由于原始托槽的位置产生"过山车效应"。牙周组织和髁突形态正常。

诊断和治疗计划

患者为15岁女性，口内已佩戴矫治器，口腔卫生差，轻度的骨性Ⅲ类错𬌗畸形，牙性Ⅱ类错𬌗畸形，深覆盖。治疗计划是解决口腔卫生问题，如果能够承担治疗费用，继续进行正畸治疗。基于面部美观、骨骼型和目前上下切牙位置，治疗方式拟采用非拔牙矫治（图13.10；表13.1和表13.2）。

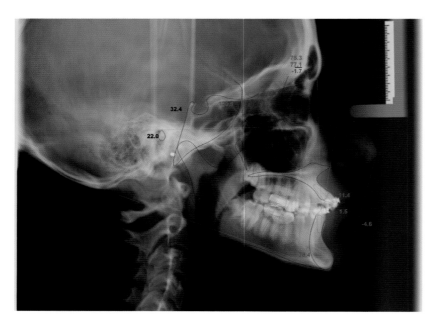

图13.10　数字化头颅侧位片：骨性关系正常，轻度骨性Ⅲ类倾向，均角型，上颌切牙严重唇倾，下颌切牙直立。

表13.1　主要的头影测量分析值

	标准值	治疗前
SNA	80°	77.3°
SNB	78°	78.4°
ANB	2°	－1.1°
WITS 值	－1～+1 mm	－2.4 mm
FMA	21°	23.4°
SN–GoGn	32°	32.6°
U1–SN	105°	121.6°
L1–GoGn	95°	79.3°
软组织		
下唇–E线	－2 mm	－5.4 mm
上唇–E线	－1.6 mm	－5.1 mm

SNA，蝶鞍点–鼻根点–上牙槽嵴点；SNB，蝶鞍点–鼻根点–下牙槽嵴点；ANB，上牙槽嵴点–鼻根点–下牙槽嵴点；FMA，下颌平面角；SN–GoGn，前颅底平面–下颌平面角；U1–SN，上中切牙长轴与前颅底平面的交角；L1–GoGn，下中切牙长轴与下颌平面的交角。

表13.2　患者三维方向关系问题列表

	横向	矢状向	垂直向
软组织	颏部左偏不对称	凸面型；鼻唇角正常；颏部突出	均角型
上下牙列	上颌左侧尖牙反𬌗	恒牙𬌗；磨牙和尖牙Ⅱ类关系	覆𬌗1mm
上下颌骨	正常	轻度Ⅲ类	均角型

治疗目标

治疗目标为建立磨牙和尖牙的Ⅰ类关系，纠正反𬌗，协调牙弓形态，同时保持面部美观。以上所有目标的取得都建立在保持良好的口腔卫生基础上。

治疗方案选择

可供家长及患者选择的治疗方案如下：

（1）非拔牙矫治。考虑到面部美观的标准和生长发育已经停止，家长及患者选择这一方案（图13.11和图13.12）。

（2）暂不治疗。由于目前的牙列关系，该方案被排除。

（3）仅拔除上颌第一恒磨牙；拔除上颌第一恒磨牙和下颌第一前磨牙；或者拔除下颌第二前磨牙和上颌第一前磨牙。对该方案进行了讨论，只有在治疗过程中，认为非拔牙矫治不成功时才会实施。

第1次复诊

拆除患者全部矫治器，在上下颌第一恒磨牙近远中放置分牙圈。提醒患者找一位全科牙医进行检查，如果必要的话，在治疗之前治疗龋齿。

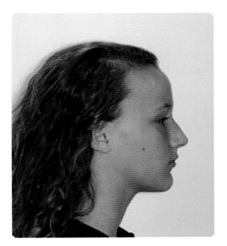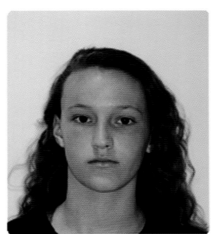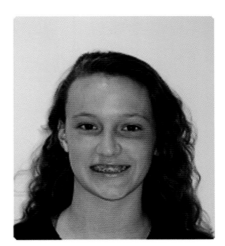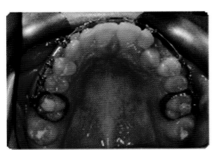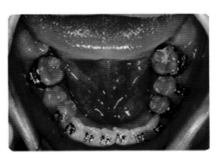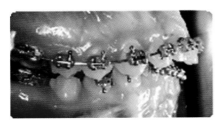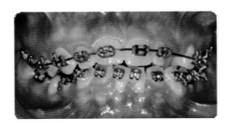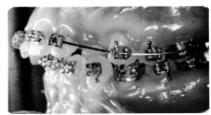

图13.11 治疗前患者的面𬌗像：佩戴原始矫治器。

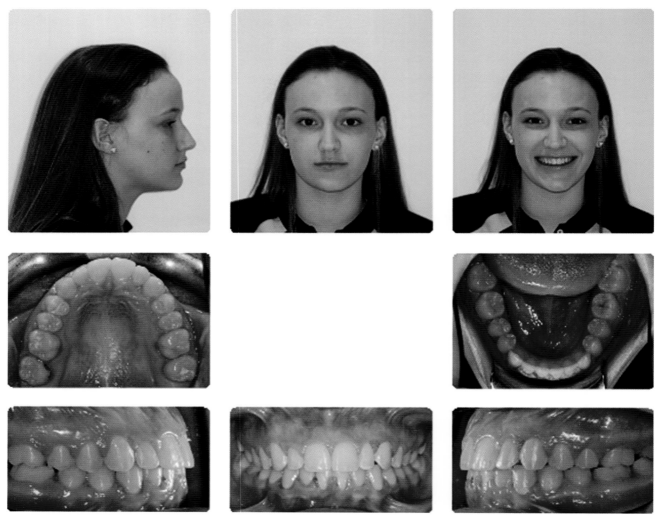

图13.12 治疗后患者的面𬌗像。

第2次复诊

2周后，上颌第一、第二恒磨牙与下颌第一恒磨牙用玻璃离子粘接带环。剩下的牙齿粘接2D托槽。上下颌放置0.014镍钛丝。用玻璃离子垫高上颌第二恒磨牙的腭尖，使牙齿咬合打开，以利于纠正上颌左侧尖牙反𬌗。向患者强调口腔卫生、合理的饮食和家庭护理指导（图13.13～图13.17）。

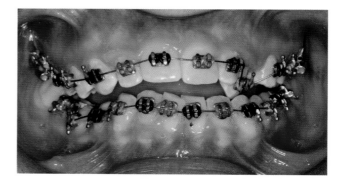

图13.13 口内像正面观：佩戴新矫治器，上下颌均放置0.014镍钛丝，结扎入槽。

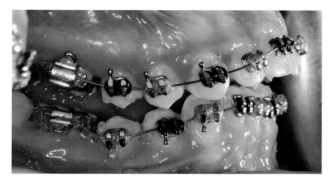

图13.14 口内像右侧观：佩戴新矫治器当天。

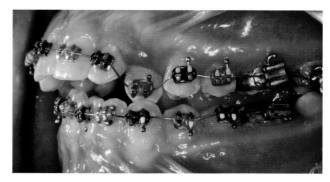

图13.15 口内像左侧观：佩戴新矫治器当天。

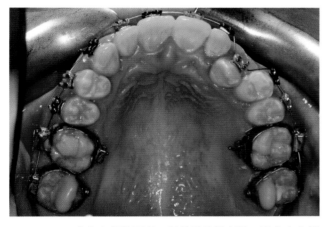

图13.16 口内像上颌𬌗面观：佩戴矫治器当天。注意在上颌第二恒磨牙腭尖垫玻璃离子使咬合打开。

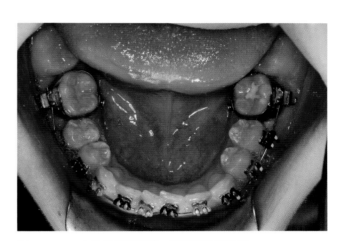

图13.17 口内像下颌𬌗面观：佩戴矫治器当天。

第3、4次复诊

4周后，上下颌更换为0.016镍钛丝，去除上颌第二恒磨牙处的𬌗垫，改为放置在第一恒磨牙处（图13.18~图13.22）。8周后，为了粘接带环，下颌第二恒磨牙处放置分牙圈。

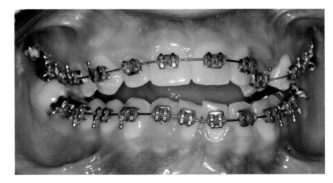

图13.18 口内像正面观：4周后，弓丝更换为0.016镍钛丝。

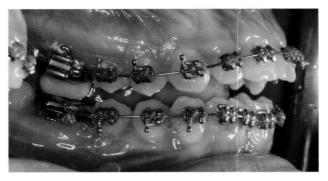

图13.19 口内像右侧观：4周后，在上颌第一恒磨牙腭尖放置玻璃离子，打开咬合。

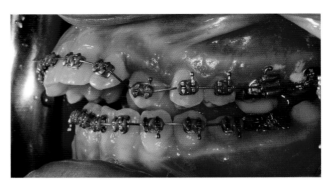

图13.20 口内像左侧观：4周后，在上颌第一恒磨牙腭尖放置玻璃离子，打开咬合。

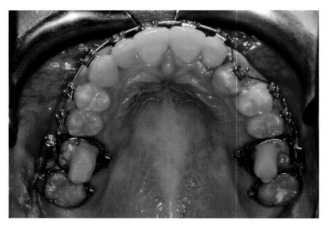

图13.21 口内像上颌𬌗面观：4周后，去除上颌第二恒磨牙的玻璃离子，在第一恒磨牙腭尖处重新放置。

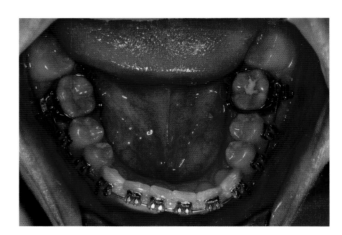

图13.22 口内像下颌𬌗面观：4周后。

第5次复诊

5周后，下颌右侧第二恒磨牙上带环，但是由于左侧第二恒磨牙在牙弓中位置较好，所以不用上带环。上颌弓丝更换为0.016×0.022镍钛丝，结扎入槽。下颌弓丝更换为0.018镍钛丝，将第二恒磨牙排入牙列。值得注意的是，此时𬌗垫已经磨除，上颌左侧尖牙反𬌗已经纠正（图13.23～图13.27）。

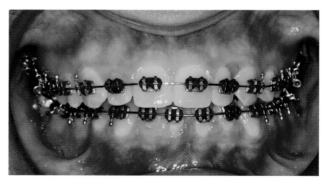

图13.23 口内像正面观：4周后，上颌弓丝更换为0.016×0.022镍钛丝，下颌弓丝更换为0.018镍钛丝。

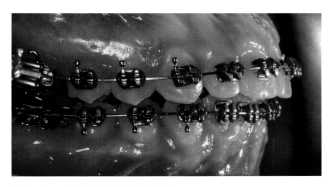

图13.24　口内像右侧观：4周后。

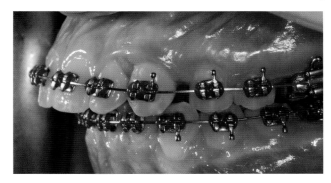

图13.25　口内像左侧观：4周后，注意尖牙反𬌗已经纠正。

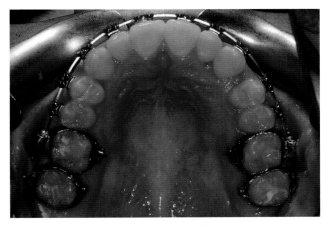

图13.26　口内像上颌𬌗面观：4周后，去除打开咬合的玻璃离子。

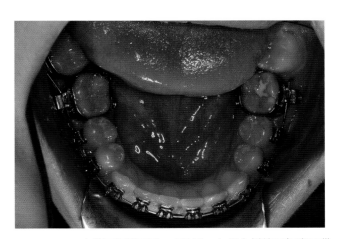

图13.27　口内像下颌𬌗面观：4周后，上颌右侧第二恒磨牙带环。

第6次复诊

　　4周后，上颌弓丝更换为0.017×0.025镍钛丝，下颌弓丝更换为0.016×0.022镍钛丝。双侧上颌第一恒磨牙之间挂连续弹性橡皮链。指导患者右侧佩戴三角形牵引，从上颌尖牙到下颌尖牙和第一前磨牙（3/16″，4oz）。左侧佩戴Ⅱ类牵引，从上颌尖牙到下颌第一恒磨牙（3/16″，4oz）。牵引目的为调整右侧咬合，将牙列中线向右侧调整（图13.28~图13.32）。

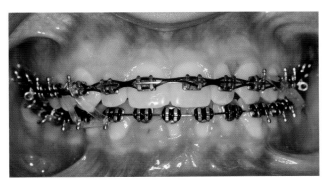

图13.28　口内像正面观：4周后第6次复诊，上颌弓丝更换为0.017×0.025镍钛丝，下颌弓丝更换为0.016×0.022镍钛丝。双侧上颌第一恒磨牙之间挂弹性橡皮链以防止再出现散在间隙。

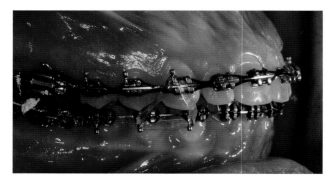

图13.29 口内像右侧观：第6次复诊，为了调整咬合，佩戴三角形牵引，从上颌尖牙到下颌右侧尖牙和第一前磨牙。

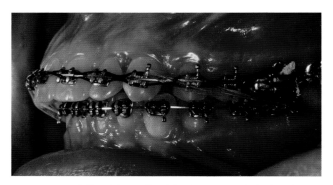

图13.30 口内像左侧观：第6次复诊，佩戴Ⅱ类牵引右移下颌中线，纠正Ⅱ类尖牙关系。

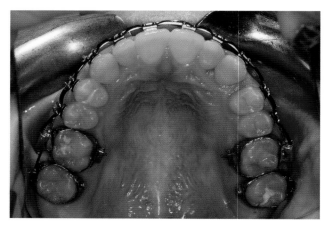

图13.31 口内像上颌𬌗面观：第6次复诊。

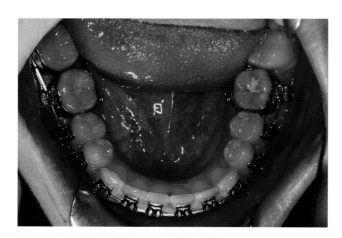

图13.32 口内像下颌𬌗面观：第6次复诊。

第7次复诊

4周后，下颌弓丝更换为0.017×0.025镍钛丝，为打开咬合和唇倾下颌前牙，加反曲线。上颌牙弓继续挂弹性橡皮链。指导患者佩戴Ⅱ类牵引，从上颌右侧尖牙到下颌右侧第一恒磨牙、从上颌左侧尖牙到下颌左侧第一恒磨牙（3/16″，6oz）。注意：较上个月中线的改善（图13.33~图13.35）。

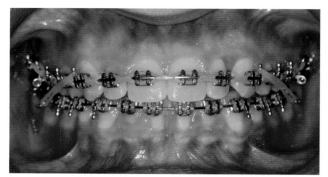

图13.33 口内像正面观：4周后第7次复诊，下颌弓丝更换为反曲线的0.017×0.025镍钛丝。上颌牙弓继续挂弹性橡皮链。双侧佩戴Ⅱ类牵引，纠正Ⅱ类关系。注意：与第6次复诊相比中线的改善。

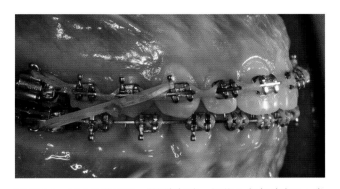

图13.34　口内像右侧观：第7次复诊，佩戴Ⅱ类牵引建立Ⅰ类关系。

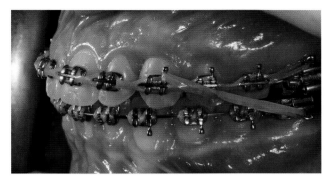

图13.35　口内像左侧观：第7次复诊，佩戴Ⅱ类牵引建立Ⅰ类关系。

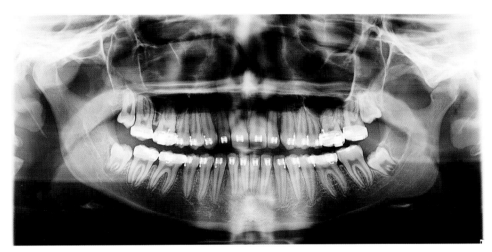

图13.36　全景片：4周后第8次复诊时拍摄。牙根长度和牙周组织正常。

第8次复诊

上次复诊4周后，拍摄一张矫治中的全景片。显示所有牙根正常且平行。建议正畸治疗完成后拔除第三恒磨牙（图13.36）。

第9次复诊

8周后，拆除患者矫治器。取藻酸盐印模，制作即刻压膜保持器。照相，iTero扫描，拍摄头颅侧位片。指导患者夜间睡眠期间戴用保持器，1个月后复诊观察进行iTero扫描，在正畸治疗完成后的接下来1年里每3个月复诊一次。磨牙和尖牙关系是Ⅰ类关系，覆𬜯得以改善。上下牙弓较宽，呈U形。面部美观协调，且患者及其父母对治疗结果满意。矫治时间为10个月（图13.37～图13.44）。

重叠图显示，生长对于矫正仅有少许贡献。局部重叠图显示上颌切牙向后倾斜到更加能够被接受且稳定的位置。下颌切牙唇倾至正常位置。由于改善切牙角度，软组织覆盖有所改善（图13.45和图13.46；表13.3）。

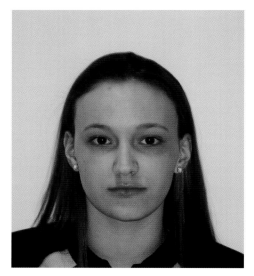

图13.37 正面观：8周后，拆除矫治器。

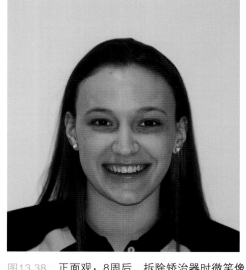

图13.38 正面观：8周后，拆除矫治器时微笑像。

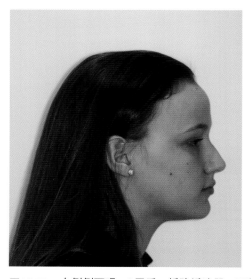

图13.39 右侧侧面观：8周后，拆除矫治器，面部关系美观。

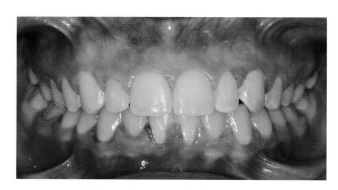

图13.40 口内像正面观：8周后，拆除矫治器。

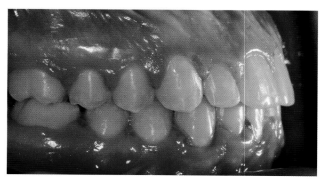

图13.41 口内像右侧观：8周后，拆除矫治器。

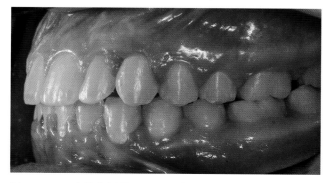

图13.42 口内像左侧观：8周后，拆除矫治器。

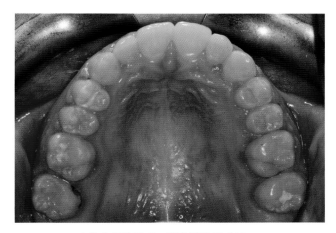

图13.43 口内像上颌𬌗面观：拆除矫治器当天。

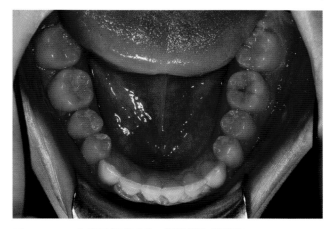

图13.44 口内像下颌𬌗面观：拆除矫治器当天。

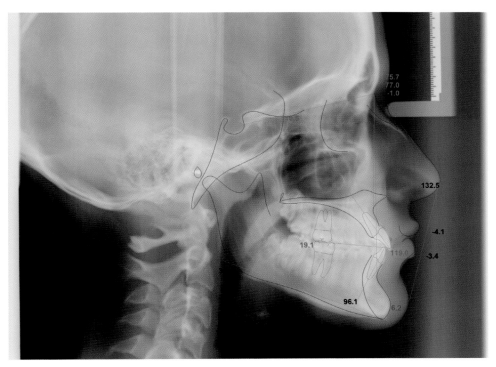

图13.45 数字化头颅侧位片：骨骼少量改变，切牙关系改善。

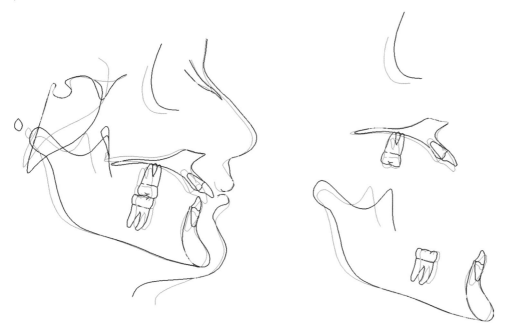

图13.46 **整体和局部头影重叠图（治疗前，黑色；治疗后，红色）：**在矫治过程中产生了较小的骨性改变，此改变是由于生长引起。上、下颌重叠图显示磨牙位置发生少量改变，但是由于上颌切牙舌向倾斜和下颌切牙唇向倾斜，切牙位置发生了改善。

表13.3 主要的头影测量分析值治疗前后变化

	标准值	治疗前	治疗后
SNA	82°	77.3°	75.7°
SNB	80°	78.4°	77.0°
ANB	2°	-1.1°	-1.3°
WITS 值	-1 ~ +1 mm	-2.4 mm	-4.7 mm
FMA	21°	23.4°	26.6°
SN-GoGn	32°	32.6°	32.0°
U1-SN	105°	121.6°	110.5°
L1-GoGn	95°	79.3°	96.1°
软组织			
下唇-E线	-2.0 mm	-5.4 mm	-3.4 mm
上唇-E线	-1.6 mm	-5.1 mm	-4.1 mm

SNA，蝶鞍点-鼻根点-上牙槽嵴点；SNB，蝶鞍点-鼻根点-下牙槽嵴点；ANB，上牙槽嵴点-鼻根点-下牙槽嵴点；FMA，下颌平面角；SN-GoGn，前颅底平面-下颌平面角；U1-SN，上中切牙长轴与前颅底平面的交角；L1-GoGn，下中切牙长轴与下颌平面的交角。

小结

　　无论是基于传统的还是现代的评价标准，对整体的面部美观和下颌切牙在下颌骨内位置的评估，经常会得出一个非拔牙的治疗模式。在这个病例中，下颌切牙的位置非常直立，并且侧貌相对平直，因此我们选择了非拔牙矫治。

复习题

1　采用什么方法打开咬合以纠正上颌左侧尖牙？

2　通过什么方法纠正患者中线不齐？

3　在治疗后期，通过什么方法打开深覆𬌗以及如何唇倾下颌切牙？

参考文献

[1] Abdulaziz KA, Sadowsky S, BeGole EA. A comparison of the effects of rectangular and round arch wires in leveling the curve of Spee. Am J Orthod Dentofacial Orthop 116: 522–529, 1999.

[2] Yitschaky O, Neuhof MS, Yitschaky M, Zini A. Relationship between dental crowding and mandibular incisor proclination during orthodontic treatment without extraction of permanent mandibular teeth. Angle Orthod 86(5): 727–733, 2016.

14

骨性Ⅲ类、牙性Ⅰ类病例：拔除4颗前磨牙
Class III Skeletal and Class I Dental: Four Premolar Extractions

学习目标
● 可最大限度增强青少年牙齿支抗的矫治器 ● 使用推簧来纠正中线及开展间隙 ● 将切牙托槽上下颠倒改变转矩的表达

问诊记录

患者为11岁女性，从外院转诊而来的，已拔除4颗前磨牙并戴有矫治器。其父母想继续治疗。

- 生长发育阶段：青春期前
- 治疗动机：好
- 既往史：已控制的哮喘
- 牙科既往史：定期口腔护理，从外院转诊已拔除4颗前磨牙并佩戴矫治器
- 家族史：无
- 不良习惯：无
- 面型：卵圆面型，对称，窄面型

- 面部比例：下面高较长，高角型

临床检查

- 唇齿关系（图14.1和图14.2）
  - 息止颌位：切牙暴露4mm
  - 微笑状态：切牙暴露9mm
- 呼吸方式：鼻呼吸
- 唇部状态：息止颌位时闭合
- 戴有矫治器
- 软组织侧貌：凸面型（图14.3）
- 鼻唇角：正常
- 高角型

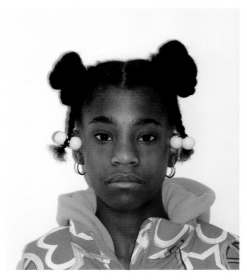

图14.1　正面观：息止颌位时面部对称，卵圆面型。

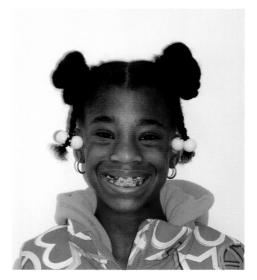

图14.2　正面观：微笑时牙龈暴露3mm。

Atlas of Orthodontic Case Reviews, First Edition. Marjan Askari and Stanley A. Alexander.
© 2017 John Wiley & Sons, Inc. Published 2017 by John Wiley & Sons, Inc.

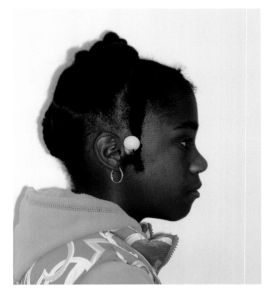

图14.3 右侧侧面观：凸面型；高角型。

牙列情况（图14.4）

- 临床可见牙齿：

6521	12356
65321	12356

- 覆盖：1.5mm
- 覆𬌗：4mm
- 中线：上颌中线右偏1mm，下颌中线右偏3mm

右侧颊侧观（图14.5）

- 磨牙关系：Ⅰ类
- 尖牙关系：不确定
- Spee曲线：较深
- 反𬌗：上颌侧切牙
- 龋齿：无

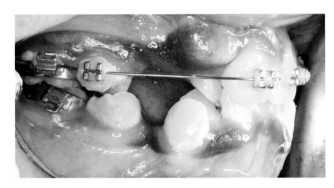

图14.5 口内像右侧观：磨牙为中性关系，Spee曲线深，上颌侧切牙反𬌗。

左侧颊侧观（图14.6）

- 磨牙关系：Ⅰ类
- 尖牙关系：不确定
- Spee曲线：较深
- 反𬌗：上颌侧切牙
- 龋齿：无

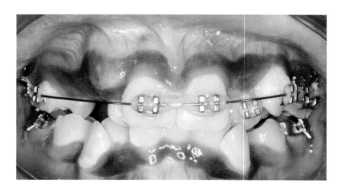

图14.4 口内像正面观：患者佩戴矫治器并且拥挤很严重。上颌中线右偏1mm，下颌中线右偏3mm。

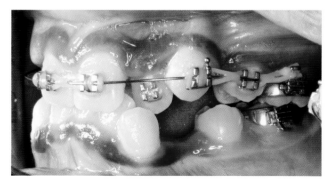

图14.6 口内像左侧观：磨牙为中性关系，Spee曲线较深，上颌侧切牙反𬌗。

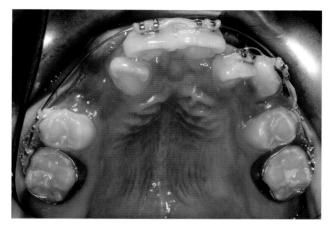 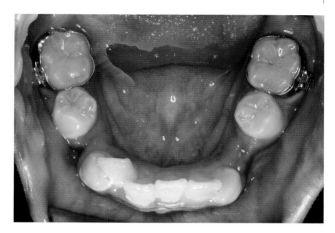

图14.7　口内像上颌殆面观：牙弓较宽，对称，呈U形，伴重度拥挤，佩戴有矫治器。

图14.8　口内像下颌殆面观：呈U形，伴重度拥挤。

上颌牙弓（图14.7）

- 较宽，对称，呈U形，伴严重拥挤，已戴有矫治器。
- 龋齿：无

下颌牙弓（图14.8）

- 对称，呈U形，伴重度拥挤，部分牙戴有矫治器
- 龋齿：无

功能检查

- 最大开口度=40mm
- 正中关系位–正中殆位（CR–CO）：一致
- 最大前伸侧方运动：右侧=7mm；左侧=8mm；前伸=6mm
- 颞下颌关节触诊：正常
- 替牙殆晚期，上颌戴有矫治器
- 存在多生牙：位于上颌左右第二恒磨牙、下颌右侧第一恒磨牙及第二前磨牙（图14.9）
- 多生牙阻碍了上颌左右第二恒磨牙的萌出
- 牙根长度及牙周组织正常
- 髁突形态正常

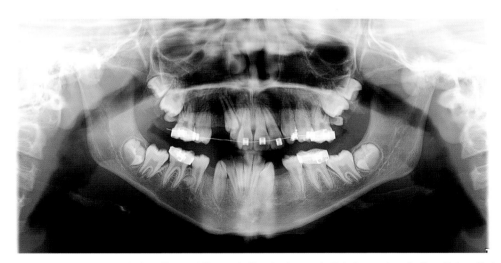

图14.9　全景片：显示患者为替牙殆晚期，上颌第一恒磨牙区出现多生牙，上下颌第一前磨牙拔除，牙周组织和髁突形态正常。

诊断和治疗计划

患者为轻度骨性Ⅲ类，牙性Ⅰ类关系，有严重的牙列拥挤，过度直立的上下颌切牙及存在多生牙导致中度深覆𬌗。面部对称，为高角型。面部软组织美观平衡（图14.10；表14.1和表14.2）。

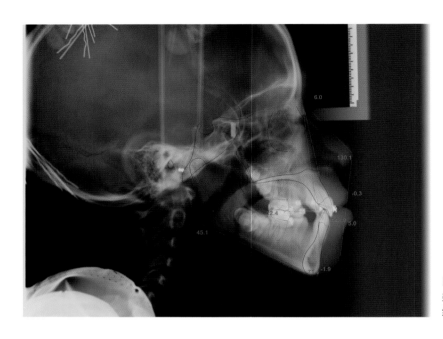

图14.10 数字化头颅侧位片：患者为骨性Ⅲ类关系，高角型，上下颌切牙直立，下颌软组织反覆盖。

表14.1 主要的头影测量分析值

	标准值	治疗前
SNA	80°	83.5°
SNB	78°	78.3°
ANB	2°	+5.3°
WITS 值	−1 ~ +1 mm	−2.9 mm
FMA	21°	30.4°
SN–GoGn	32°	45.1°
U1–SN	105°	94.7°
L1–GoGn	95°	71.4°
软组织		
下唇–E线	−2 mm	+5.0 mm
上唇–E线	−1.6 mm	−0.3 mm

SNA，蝶鞍点–鼻根点–上牙槽嵴点；SNB，蝶鞍点–鼻根点–下牙槽嵴点；ANB，上牙槽嵴点–鼻根点–下牙槽嵴点；FMA，下颌平面角；SN–GoGn，前颅底平面–下颌平面角；U1–SN，上中切牙长轴与前颅底平面的交角；L1–GoGn，下中切牙长轴与下颌平面的交角。

表14.2 患者三维方向关系问题列表

	横向	矢状向	垂直向
软组织	正常	凹面型；鼻唇角正常	高角型
上下牙列	上颌左右侧切牙反𬌗	替牙𬌗晚期；磨牙中性关系；侧切牙反𬌗	覆𬌗4mm
上下颌骨	正常	轻度近中关系	高角型，上下切牙过度直立，存在多生牙

治疗目标

患者在外院开始治疗并拔除4颗第一前磨牙。治疗目标是用最大的支抗保护并维持患者的Ⅰ类咬合关系同时使其维持其正常的生长，纠正切牙的过度直立。然而，由于高角型的生长趋势，应避免出现开𬌗。拔除阻碍上颌第二恒磨牙萌出的多生牙，继续观察下颌多生牙牙根的形成与发育，应暂缓拔牙，防止损伤现有的第二前磨牙。

治疗方案选择

可供家长及患者选择的治疗方案如下：

（1）由于家长已经同意治疗并拔除了前磨牙，所以不可能不进行治疗（图14.11和图14.12）。
（2）其他的拔牙模式可能有利于下颌平面角的减小，但前牙的重度拥挤表明应该拔除第一前磨牙。
（3）用头帽颏兜与拔牙治疗协调配合进行生长改良非常的合理，两者的支抗及垂直向控制都会增强，但患者拒绝佩戴这种矫治器。
（4）可以通过在上颌放置Nance弓及在下颌放置舌弓来实现最大支抗。

家长及患者选择方案（4）。

第1次复诊

由于选择了方案（4），我们拆除了现有的矫治器。选择了合适的新带环，然后取模型设计Nance弓及下颌舌弓来增强支抗。放置分牙圈以便于下次复诊的矫治器粘接。

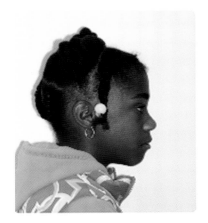
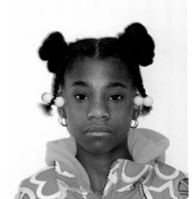
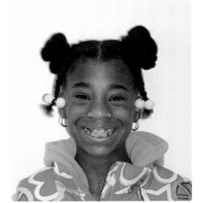
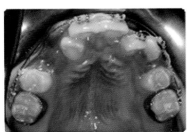
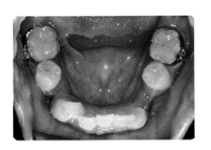
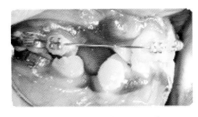
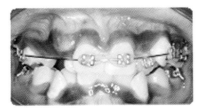
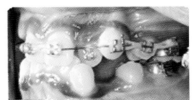

图14.11 治疗前患者的面𬌗像。

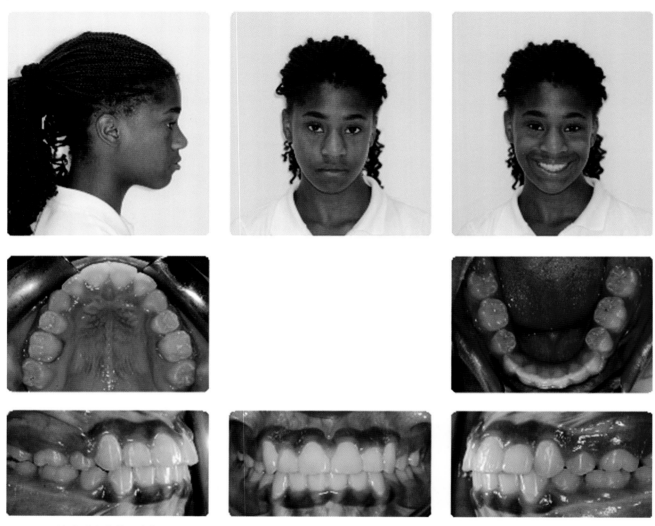

图14.12 治疗后患者的面𬌗像。

第2次复诊

用玻璃离子粘接Nance弓及舌弓。剩下的牙齿除了上颌右侧侧切牙以外全部粘接了固定矫治器。在上颌右侧磨牙至尖牙之间放置0.016×0.022的β–钛丝，用橡皮链回收尖牙。上下牙弓均应用0.016镍钛丝，除下颌右侧侧切牙外所有牙齿均进行结扎。在下颌右侧磨牙至第二前磨牙之间放置橡皮链纠正前磨牙的扭转，在下颌左侧磨牙及尖牙放置橡皮链使其回收（图14.13～图14.17）。

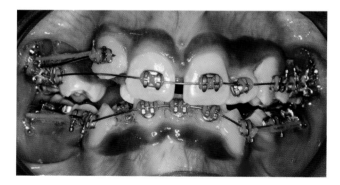

图14.13 口内像正面观：第1次复诊，上下颌放置0.016镍钛丝，上颌右侧磨牙至尖牙放置0.016×0.022的β–钛丝节段弓丝来回收尖牙。

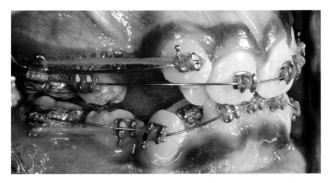

图14.14　口内像右侧观：用橡皮链回收上颌尖牙，用橡皮链纠正下颌第二前磨牙扭转。

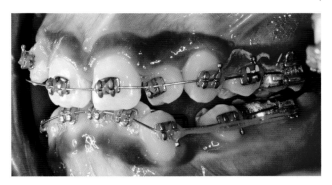

图14.15　口内像左侧观：用橡皮链回收下颌尖牙。

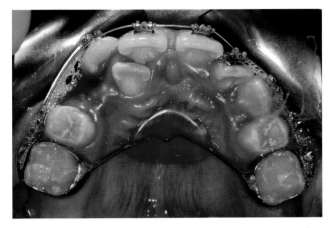

图14.16　口内像上颌𬌗面观：第2次复诊，用Nance弓来增强支抗。

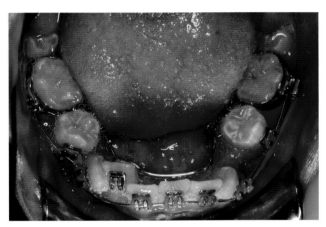

图14.17　口内像下颌𬌗面观：第2次复诊，用下颌舌弓来增强支抗。

第3次复诊

4周后，上下颌都更换为0.016×0.022镍钛丝。将一段推簧放置在下颌右侧中切牙与右侧尖牙之间，为错位的侧切牙创造间隙，并使中线左移。橡皮链放置在上颌中切牙之间，上颌右侧尖牙与第一恒磨牙之间，下颌左侧尖牙与第一恒磨牙之间（图14.18～图14.22）。

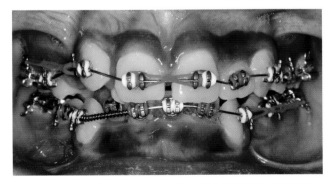

图14.18　口内像正面观：4周后，上下颌都更换为0.016×0.022镍钛丝，在下颌右侧中切牙及尖牙之间放置推簧来创造间隙，并使中线左移。用橡皮链关闭上颌中切牙之间的间隙。

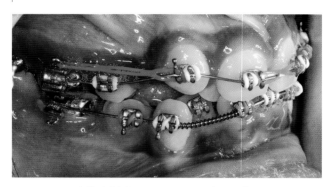

图14.19 口内像右侧观：4周后，上颌尖牙回收，下颌尖牙与中切牙之间的推簧用来打开间隙，纠正中线。

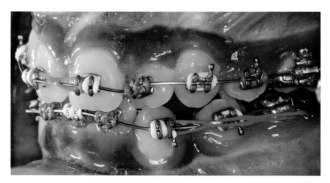

图14.20 口内像左侧观：4周后，橡皮链用来回收尖牙。

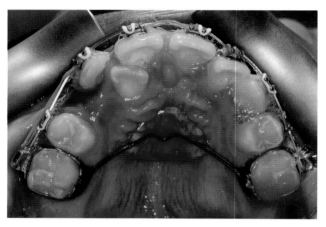

图14.21 口内像上颌𬌗面观：4周后。

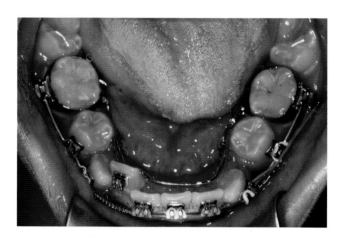

图14.22 口内像下颌𬌗面观：4周后。

第4次复诊

8周后，上下颌更换为0.017×0.025镍钛丝（图14.23~图14.27），用0.014镍钛丝辅弓排齐下颌右侧侧切牙（图14.27）。在上颌右侧侧切牙舌侧粘接舌侧扣，在上颌右侧中切牙及尖牙唇侧间放置橡皮链以唇向移动侧切牙。同时在上颌尖牙及中切牙之间放置推簧为侧切牙开拓间隙。上颌右侧尖牙至右侧第一恒磨牙之间放置橡皮链回收尖牙。

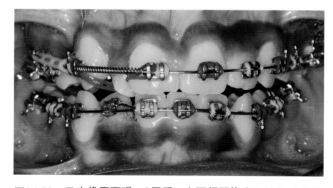

图14.23 口内像正面观：8周后，上下颌更换为0.017×0.025镍钛丝。将推簧放于上颌右侧中切牙至尖牙开拓间隙。在上颌右侧侧切牙舌侧粘接舌侧扣，在右侧尖牙至侧切牙舌侧扣及侧中切牙至侧切牙放置橡皮链使侧切牙唇向移动。采用0.014镍钛丝辅弓排齐下颌右侧侧切牙。

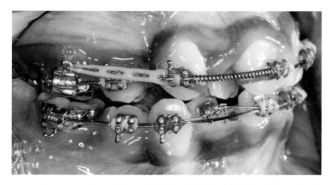

图14.24 口内像右侧观：8周后，通过橡皮链及尖牙和中切牙之间的推簧回收上颌尖牙，用0.014镍钛丝辅弓排齐下颌右侧侧切牙。

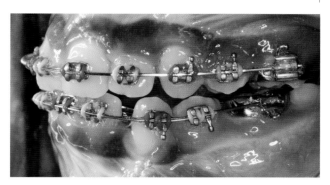

图14.25 口内像左侧观：8周后。

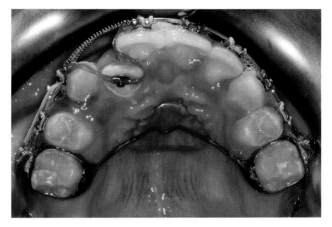

图14.26 口内像上颌𬌗面观：放置橡皮链唇向移动右侧侧切牙。

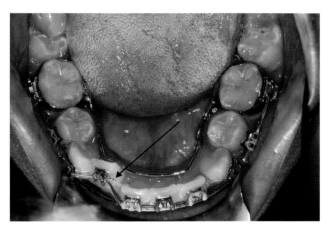

图14.27 口内像下颌𬌗面观：放置0.014镍钛丝（箭头所示）。

第5次复诊

4周后，患者复诊，口腔卫生状况较差，如果患者不改善的话，在之后的复诊时需要行激光牙龈切除。去除Nance弓（图14.28~图14.32），注意腭托对上颌黏膜造成的刺激（图14.31）。下颌更换为0.016×0.022镍钛丝。像上次复诊一样，上颌牙弓仍然放置橡皮链及推簧。

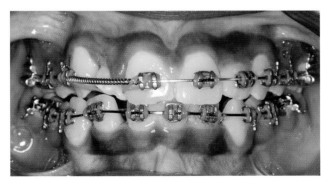

图14.28 口内像正面观：4周后，第5次复诊。下颌更换为0.016×0.022镍钛丝，去除了辅弓。仍在上颌侧切牙放置橡皮链，采用像上次复诊一样的力学系统来唇向移动侧切牙，去除回收尖牙的橡皮链。

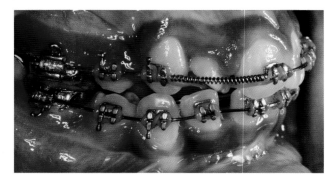

图14.29 口内像右侧观：4周后，第5次复诊。

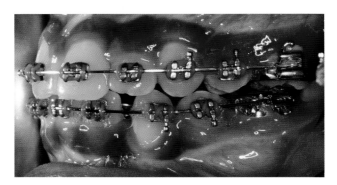

图14.30 口内像左侧观：4周后，第5次复诊。

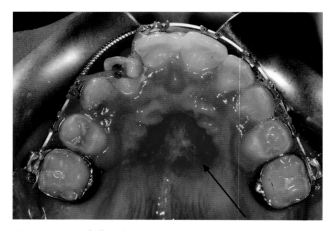

图14.31 口内像上颌𬌗面观：4周后，第5次复诊，去除Nance弓。腭托刺激上腭（箭头所示）。

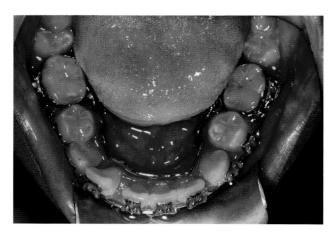

图14.32 口内像下颌𬌗面观：4周后，第5次复诊，弓形改善。

第6次复诊

4周后，去除上颌右侧侧切牙的舌侧扣，在唇侧粘接托槽。去除下颌舌弓（图14.33～图14.37）。与图14.31相比，炎症消除。下颌更换为0.017×0.025不锈钢丝。上颌更换为0.017×0.025不锈钢丝。上颌采用0.014辅弓排齐侧切牙。

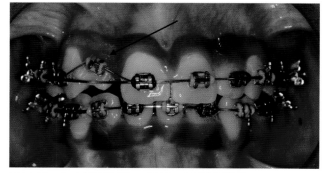

图14.33 口内像正面观：4周后，上下颌更换为0.017×0.025不锈钢丝。去除上颌右侧切牙的舌侧扣。上颌采用0.014辅弓排齐侧切牙。

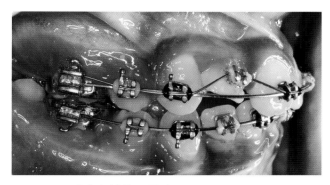

图14.34　口内像右侧观：4周后。

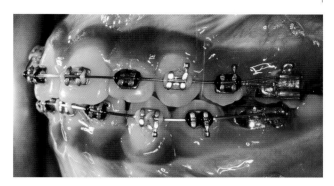

图14.35　口内像左侧观：4周后。

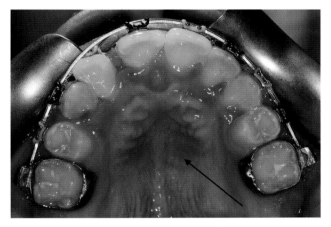

图14.36　口内像上颌𬌗面观：去除舌侧扣炎症消退。

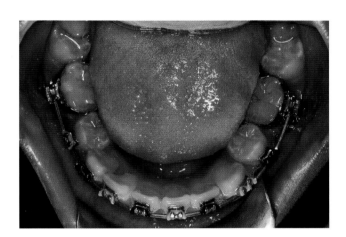

图14.37　口内像下颌𬌗面观：去除舌弓。

第7次复诊

4周后，去除上颌右侧侧切牙托槽，为了使牙根唇向移动，倒置重粘。上颌更换为0.016×0.022镍钛丝，下颌弓丝保持不变。下颌左侧第一恒磨牙至左侧中切牙放置橡皮链，使下颌中线左移（图14.38～图14.42）。

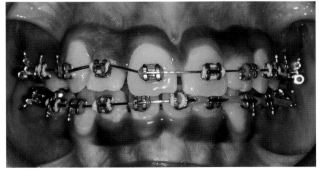

图14.38　口内像正面观：4周后，第7次就诊。上颌右侧侧切牙托槽颠倒位置重新粘接，表达根唇向转矩。上颌更换为0.016×0.022镍钛丝。下颌左侧第一恒磨牙至左侧中切牙放置橡皮链，使下颌中线左移。

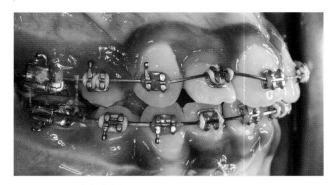

图14.39 口内像右侧观：4周后。

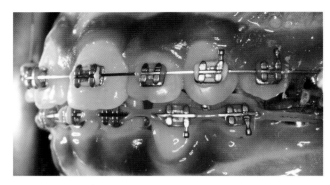

图14.40 口内像左侧观：4周后。

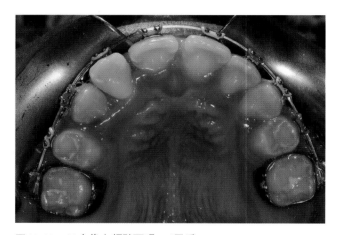

图14.41 口内像上颌𬌗面观：4周后。

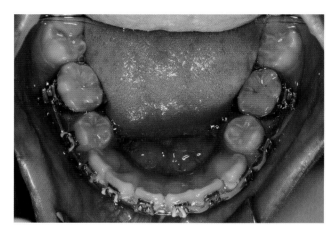

图14.42 口内像下颌𬌗面观：4周后，左侧磨牙至中切牙之间放置橡皮链使下颌中线左移。

第8次复诊

4周后，上颌更换为0.017×0.025镍钛丝。上颌右侧第一恒磨牙至上颌左侧第一恒磨牙之间放置橡皮链，下颌左侧第一恒磨牙至右侧中切牙之间放置橡皮链，使下颌中线左移。上颌左侧尖牙及下颌左侧尖牙及第二前磨牙放置三角形牵引调整咬合。上颌右侧尖牙至下颌右侧第一恒磨牙放置Ⅱ类牵引来纠正Ⅱ类关系（3/16″，4.5oz）。告知患者每天更换橡皮圈（图14.43～图14.47）。

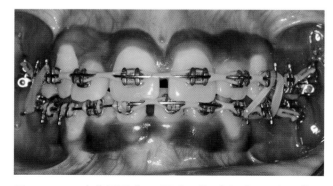

图14.43 口内像正面观：4周后，第8次复诊。上颌更换为0.017×0.025镍钛丝，上颌右侧第一恒磨牙之间放置橡皮链，下颌左侧第一恒磨牙至右侧中切牙之间放置橡皮链，来纠正中线。

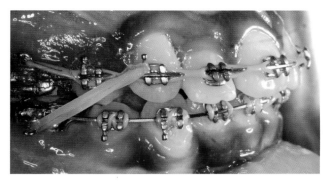

图14.44 口内像右侧观：4周后，用Ⅱ类牵引来建立尖牙磨牙的Ⅰ类关系，使中线左移。

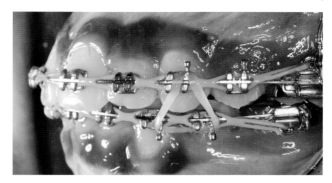

图14.45 口内像左侧观：4周后，用三角形牵引来调整咬合。

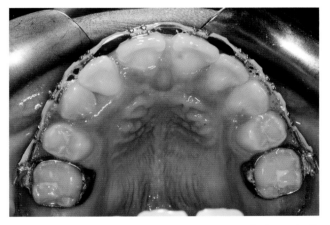

图14.46 口内像上颌𬌗面观：4周后，双侧第一恒磨牙之间放置橡皮链。

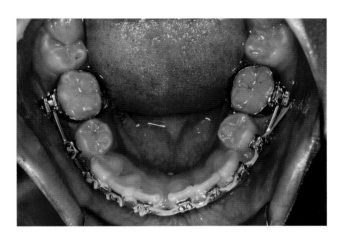

图14.47 口内像下颌𬌗面观：4周后。

第9次复诊

5周后，去除下颌弓丝的橡皮链，所有牙齿全部单扎。橡皮链重新放置在上颌弓丝，上颌右侧尖牙至下颌第一恒磨牙及第二前磨牙放置Ⅱ类三角形牵引（纠正Ⅱ类咬合关系）。上颌左侧尖牙及下颌左侧尖牙及第二前磨牙放置三角形牵引（3/16″，4.5oz），每日更换橡皮圈（图14.48～图14.52）。

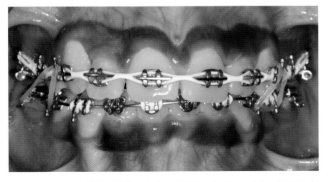

图14.48 口内像正面观：上颌两侧第一恒磨牙之间放置橡皮链，下颌牙全部单扎。

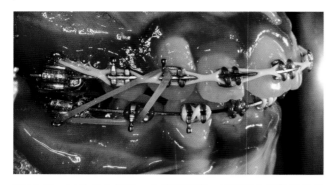

图14.49 口内像右侧观：上颌两侧第一恒磨牙之间放置橡皮链，下颌牙全部单扎。

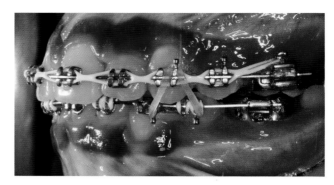

图14.50 口内像左侧观：5周后，放置三角形牵引。

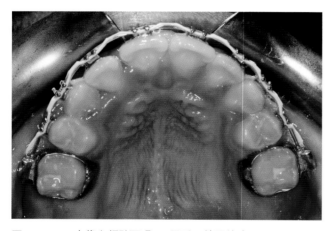

图14.51 口内像上颌𬌗面观：5周后，放置橡皮链。

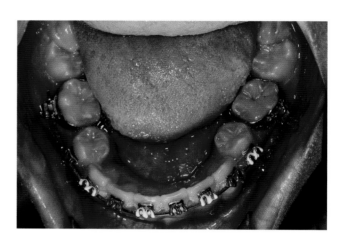

图14.52 口内像下颌𬌗面观：5周后。

第10次复诊

6周后，上颌右侧尖牙至左侧尖牙放置橡皮链。牵引如前（图14.53～图14.55）。进行了多生牙的评估，口腔外科医生建议保留多生牙，因为多生牙没有明显改变，如果拔除可能危害下颌右侧第一恒磨牙和第二前磨牙（图14.56），计划定期观察多生牙。

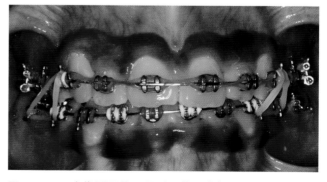

图14.53 口内像正面观：6周后，第10次复诊。上颌左右尖牙之间放置橡皮链。

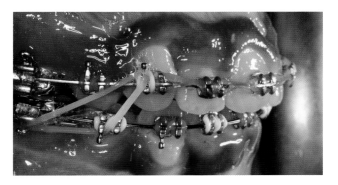

图14.54 口内像右侧观：6周后，放置三角形Ⅱ类牵引。

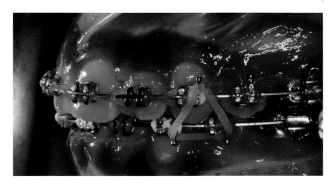

图14.55 口内像左侧观：6周后，放置三角形牵引。

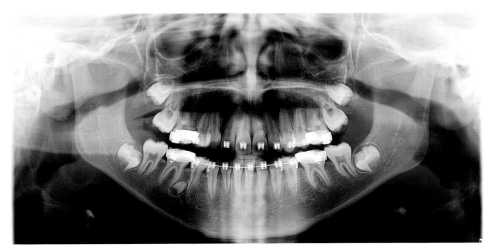

图14.56 全景片：第10次复诊，决定保留下颌右侧多生牙并定期观察。

第11、12次复诊

4周后，牵引如前。5周后，第12次复诊，粘接4个第二恒磨牙颊管。下颌切牙托槽倒置后粘接，托槽倒置产生冠唇向转矩。上颌更换为0.018镍钛丝。下颌更换为0.016×0.022镍钛丝。双侧上颌尖牙至下颌尖牙和第二前磨牙之间放置三角形牵引（3/16″，4.5oz）（图14.57～图14.61）。

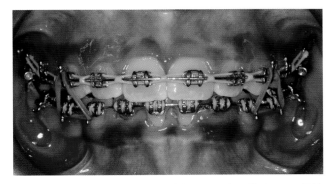

图14.57 口内像正面观：第12次复诊，上颌更换为0.018镍钛丝，下颌更换为0.016×0.022镍钛丝，下颌切牙托槽倒置，反向表达转矩，改善覆盖关系。

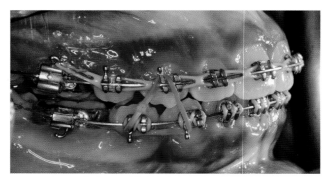

图14.58　口内像右侧观：第12次复诊，三角形牵引改善咬合。

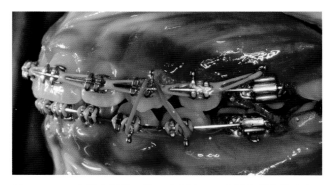

图14.59　口内像左侧观：第12次复诊，三角形牵引改善咬合。

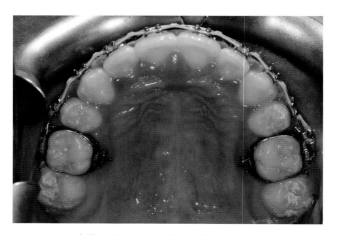

图14.60　口内像上颌𬌗面观：第一恒磨牙放置橡皮链。

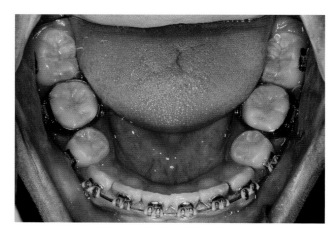

图14.61　口内像下颌𬌗面观。

第13次复诊

　　4周后，上下颌更换为0.017×0.025镍钛丝。上颌左侧尖牙至下颌左侧尖牙和第二前磨牙之间放置三角形牵引，上颌右侧尖牙至下颌第一恒磨牙和第二前磨牙之间放置Ⅱ类牵引（3/16″，4.5oz）（图14.62～图14.64），上颌第一恒磨牙之间放置橡皮链。

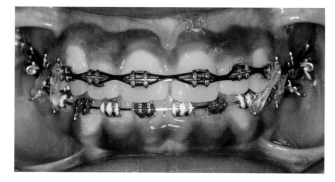

图14.62　口内像正面观：4周后，上下颌更换为0.017×0.025镍钛丝，第一恒磨牙之间放置橡皮链。

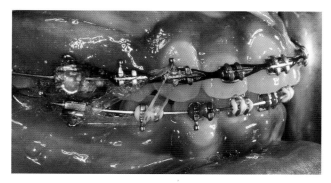

图14.63 口内像右侧观：4周后，上颌右侧尖牙至下颌第一恒磨牙和第二前磨牙之间放置Ⅱ类牵引。

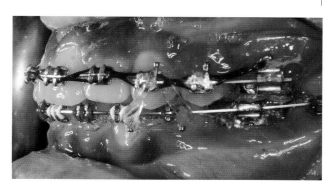

图14.64 口内像左侧观：上颌左侧尖牙至下颌左侧尖牙和第二前磨牙之间放置三角形牵引。

第14次复诊

4周后，上颌弓丝放置于两侧侧切牙远中之间，下颌弓丝放置于两侧尖牙远中之间，上颌前牙间放置橡皮链（图14.65~图14.67）。

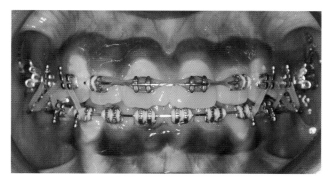

图14.65 口内像正面观：第14次复诊，上颌弓丝放置于两侧侧切牙远中之间，下颌弓丝放置于两侧尖牙远中之间，上颌前牙间放置橡皮链。

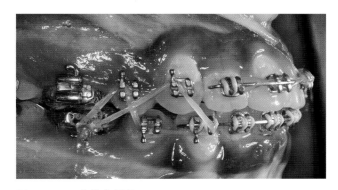

图14.66 口内像右侧观。

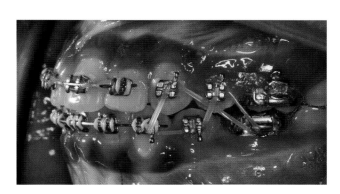

图14.67 口内像左侧观。

第15次复诊

5周后，患者咬合为Ⅰ类关系，覆𬌗覆盖正常，牙弓较宽大，呈U形。对患者的种族而言，软组织美观平衡（图14.68~图14.75），取模型制作保持器，拍照。告知患者晚上佩戴保持器，第1年每3个月复诊1次。每年评估多生牙。治疗的总时间是21个月。

根据测量，上下颌骨关系轻微改善，切牙位置关系正常（图14.76，表14.3）。

整体头影重叠图显示：生长主要发生在水平方向上。Nance弓及固定舌弓控制住了磨牙支抗。局部头影重叠图显示：咬合的打开是通过磨牙的伸长实现，切牙关系通过牙冠的唇向倾斜改善（图14.77）。

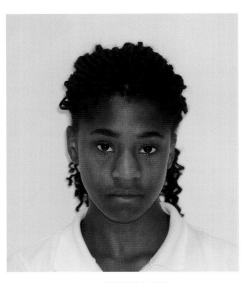

图14.68 正面观：拆除矫治器后。

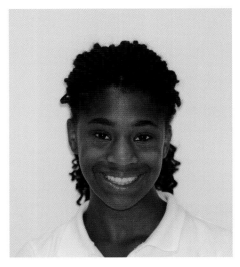

图14.69 正面观：拆除矫治器后微笑像。

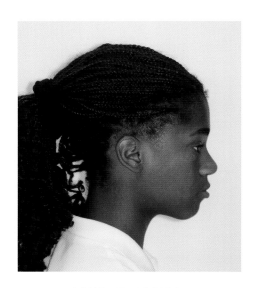

图14.70 右侧侧面观：拆除矫治器后。

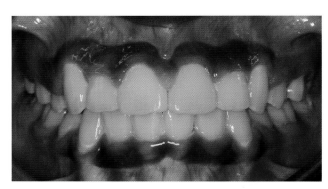

图14.71 口内像正面观：拆除矫治器后，前牙中线正常，覆𬌗覆盖正常。

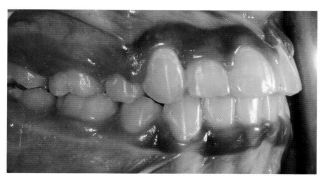

图14.72 口内像右侧观：拆除矫治器后，尖牙、磨牙Ⅰ类关系。

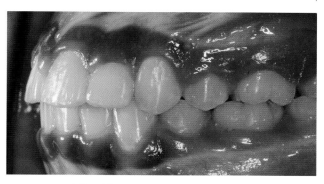

图14.73 口内像左侧观：拆除矫治器后，尖牙、磨牙Ⅰ类关系。

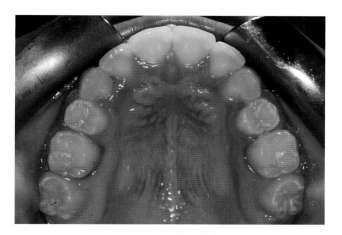

图14.74 口内像上颌𬌗面观：拆除矫治器后。

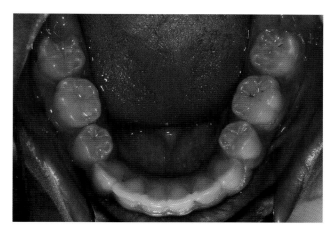

图14.75 口内像下颌𬌗面观：拆除矫治器后。

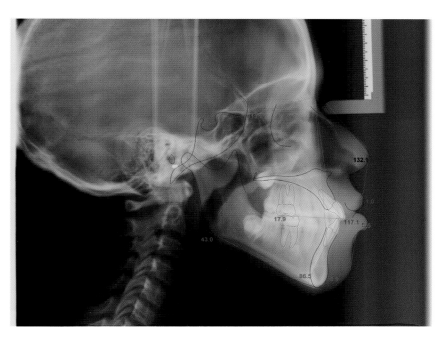

图14.76 数字化头颅侧位片：拆除矫治器当天，骨骼及前牙关系改善。

表14.3 主要的头影测量分析值治疗前后变化

	标准值	治疗前	治疗后
SNA	82°	83.5°	83.1°
SNB	80°	78.3°	79.7°
ANB	2°	+5.3°	+3.4°
WITS 值	−1~+1mm	−2.9mm	−0.9mm
FMA	21°	30.4°	32.0°
SN−GoGn	32°	45.1°	43.0°
U1−SN	105°	94.7°	113.5°
L1−GoGn	95°	71.4°	86.5°
软组织			
下唇−E线	−2.0mm	+5.0mm	+5.5mm
上唇−E线	−1.6mm	−0.3mm	+1.0mm

SNA，蝶鞍点−鼻根点−上牙槽嵴点；SNB，蝶鞍点−鼻根点−下牙槽嵴点；ANB，上牙槽嵴点−鼻根点−下牙槽嵴点；FMA，下颌平面角；SN−GoGn，前颅底平面−下颌平面角；U1−SN，上中切牙长轴与前颅底平面的交角；L1−GoGn，下中切牙长轴与下颌平面的交角。

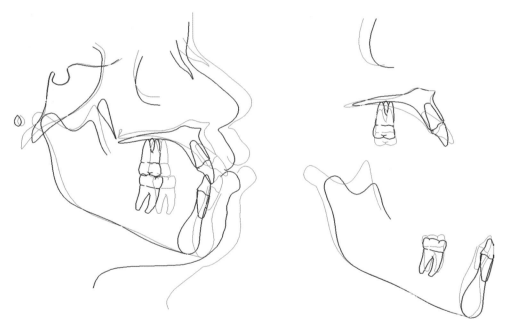

图14.77 整体和局部头影重叠图：患者主要为水平向生长，通过冠唇向转矩，改善了切牙关系，Nance弓和舌弓维持了磨牙支抗，磨牙的伸长打开了咬合。

小结

　　转诊病例往往通常比较复杂，尤其当进行新的检查时发现4颗前磨牙已被拔除，但仅获得很少纠正效果。该例患者较为合作，在一定的治疗时间内顺利完成治疗。

复习题

1　这个患者如何获得最大支抗?

2　推簧在这个患者身上体现了两个功能，是哪两个?

3　除了关闭间隙，橡皮链还有两个作用，是什么?

4　患者的依从性有哪些表现?

参考文献

[1] Andrews LF. The six keys to normal occlusion. Am J Orthod 62: 296–309, 1972.

[2] Dean, JA, Jones, JE, Vinson LAW. Managing the developing dentition. In: McDonald and Avery's Dentistry for the Child and Adolescent, 10th edn. Elsevier, 2016; pp. 415–432.

[3] Nance HN. The limitations of orthodontic treatment. Mixed dentition diagnosis and treatment. Am J Orthod 33: 177–223, 1947.

[4] Ngan P, Alkire RG, Fields H Jr. Management of space problems in the primary and mixed dentitions. J Am Dent Assoc 130: 1330–1339, 1999.

[5] Sonis A, Ackerman M. E-space preservation: Is there a relationship to mandibular second molar impaction? Angle Orthod 81(6): 1045–1049, 2011.

15

骨性 III 类、牙性 III 类病例：手术治疗
Class III : Surgical

学习目标

- III 类患者正颌手术的适应证
- 术前如何去除牙性代偿
- 正颌手术的时机

问诊记录

患者为19岁男性，初诊时患者处在正畸治疗中，之前的医生因身体原因退休无法为其继续矫治，希望继续完成术前正畸。

- 生长发育阶段：青春期后
- 治疗动机：非常好
- 全身疾病史：轻度主动脉瓣狭窄，无须用药
- 牙科既往史：颞下颌关节不适
- 家族史：双胞胎姐姐（妹妹）无须正畸治疗；父亲

临床检查

前牙切对切关系
- 不良习惯：无
- 面型：长面型，卵圆面型，窄面型，下颌不对称，颏右偏
- 面部比例：面下1/3较长

- 唇齿关系（图15.1和图15.2）
  − 息止颌位：切牙暴露2mm
  − 微笑状态：切牙暴露10mm

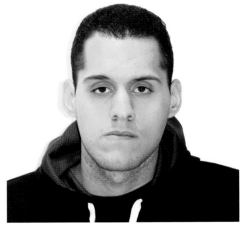

图15.1　正面观：窄面型，颜面不对称，下颌右偏。

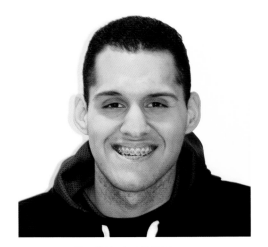

图15.2　正面观：微笑时牙龈暴露6mm。

Atlas of Orthodontic Case Reviews, First Edition. Marjan Askari and Stanley A. Alexander.
© 2017 John Wiley & Sons, Inc. Published 2017 by John Wiley & Sons, Inc.

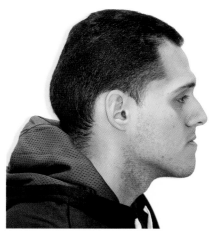

图15.3　右侧侧面观：凹面型；鼻唇角为钝角，高角型。

- 呼吸方式：鼻呼吸
- 唇部状态：息止颌位上下唇闭合
- 口内佩戴矫治器
- 软组织侧貌：凹面型，下颌突出（图15.3）
- 鼻唇角：较钝
- 高角型

牙列情况（图15.4）

- 临床可见牙齿：

7654321	1234567
7654321	1234567

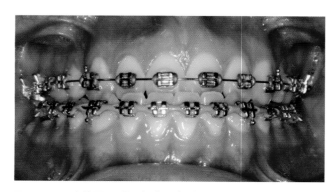

图15.4　口内像正面观：佩戴原有矫治装置，上颌中线相对于面中线左偏1mm，下颌中线相对于上颌中线右偏3.5mm，前牙区反𬌗。

- 覆盖：–4mm
- 覆𬌗：前牙区2mm
- 中线：上颌中线相对于面中线左偏1mm，下颌中线相对于上颌中线右偏3.5mm

右侧颊侧观（图15.5）

- 磨牙关系：Ⅲ类，差10mm
- 尖牙关系：Ⅲ类
- Spee曲线：平坦
- 反𬌗：全牙列反𬌗
- 龋齿：无

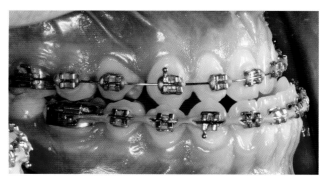

图15.5　口内像右侧观：磨牙、尖牙Ⅲ类关系，Spee曲线平坦，全牙列反𬌗。

左侧颊侧观（图15.6）

- 磨牙关系：Ⅲ类，差12mm
- 尖牙关系：Ⅲ类
- Spee曲线：平坦
- 反𬌗：前牙及第一前磨牙反𬌗

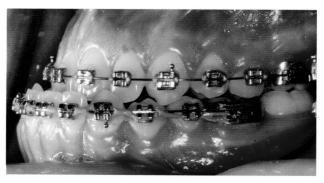

图15.6　口内像左侧观：磨牙、尖牙Ⅲ类关系，Spee曲线平坦，前牙及第一前磨牙反𬌗。

- 龋齿：无

上颌牙弓（图15.7）

- 对称，呈U形
- 上颌右侧第一前磨牙及上颌左侧第二前磨牙有轻微扭转

下颌牙弓（图15.8）

- 尖圆形，对称

功能检查

- 最大开口度=57mm，开口47mm时双侧关节弹响
- 正中关系位–正中殆位（CR-CO）：一致
- 最大前伸侧方运动：右侧=7mm；左侧=7mm；前伸=13mm
- 右侧关节弹响明显，弹响不伴疼痛，关节无触痛
- 恒牙殆佩戴原有矫治器，未见第三恒磨牙
- 牙根长度及牙周组织正常
- 髁突形态正常（图15.9）

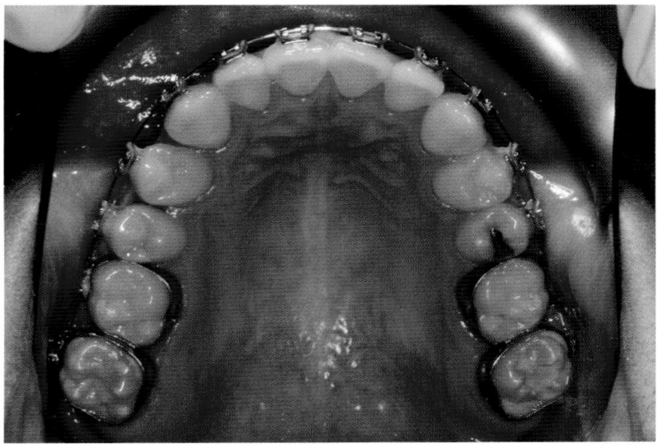

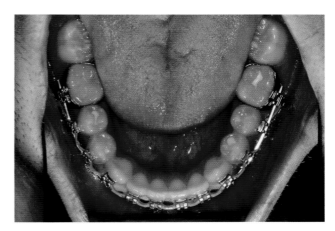

图15.7　口内像上颌殆面观：对称，呈U形。

图15.8　口内像下颌殆面观：呈尖圆形。

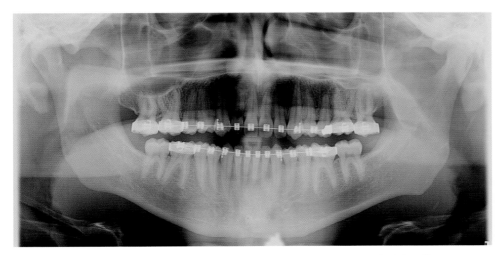

图15.9　全景片：佩戴矫治器，恒牙列，未见第三恒磨牙，牙周组织及髁突形态正常。

诊断和治疗计划

患者正在对骨性Ⅲ类、牙性Ⅲ类错𬌗畸形进行固定矫治器矫治，面中部发育不足，下颌前突，下颌骨不对称，全牙列反𬌗（表15.1和表15.2）。治疗计划包括术前正畸、配合上颌前突及下颌不对称后退正颌手术。

表15.1　主要的头影测量分析值

	标准值	治疗前
SNA	80°	76.9°
SNB	78°	83.6°
ANB	2°	-6.6°
WITS 值	-1 ~ +1 mm	-10.6 mm
FMA	21°	18.2°
SN–GoGn	32°	29.5°
U1–SN	105°	106.5°
L1–GoGn	95°	83.3°
软组织		
下唇–E线	-2 mm	-2.4 mm
上唇–E线	-1.6 mm	-10.0 mm

SNA，蝶鞍点–鼻根点–上牙槽嵴点；SNB，蝶鞍点–鼻根点–下牙槽嵴点；ANB，上牙槽嵴点–鼻根点–下牙槽嵴点；FMA，下颌平面角；SN–GoGn，前颅底平面–下颌平面角；U1–SN，上中切牙长轴与前颅底平面的交角；L1–GoGn，下中切牙长轴与下颌平面的交角。

表15.2　患者三维方向关系问题列表

	横向	矢状向	垂直向
软组织	下颌骨不对称，下颌右偏	凹面型；鼻唇角较钝；下颌前突	面型表现为高角型，但头影测量显示正常覆𬌗2mm
上下牙列	全牙列反𬌗	恒牙列；磨牙尖牙Ⅲ类关系伴反覆盖	
上下颌骨	不对称伴全牙列反𬌗	Ⅲ类	骨骼生长型虽正常，但因垂直生长型，而表现为高角型

治疗目标

患者的主要问题是严重的骨性畸形，需要正颌手术纠正面中部发育不足及下颌骨前突（图15.10和图15.11）。图15.11头颅正位片可见面部不对称，下颌右偏。需要术前正畸，生长发育停止后进行正颌手术。通过Dolphin软件向患者演示颌骨移动方案。

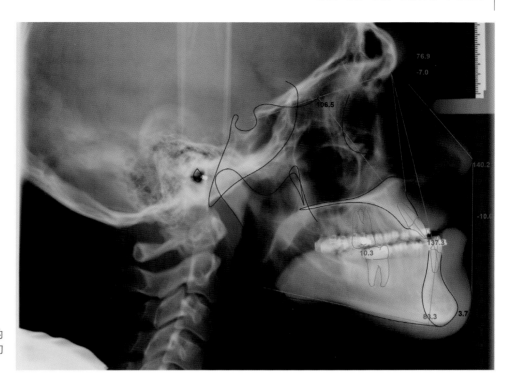

图15.10 头颅侧位片：严重的骨性Ⅲ类畸形，均角型，上下切牙牙轴正常。

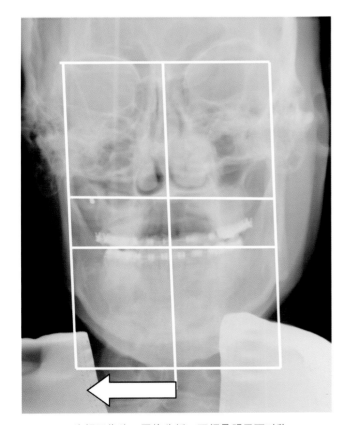

图15.11 头颅正位片：网格分析，下颌骨明显不对称。

治疗方案选择

可供家长及患者选择的治疗方案如下：

（1）暂不治疗。
（2）术前正畸配合正颌手术。
（3）由于骨性畸形严重，不考虑代偿矫治。

由于之前矫治时按正颌手术方案设计，家长及患者继续选择方案（2）（图15.12和图15.13）。为了确定正确的托槽和带环位置，决定拆除原有托槽。术前正畸准备采用2D矫治装置。

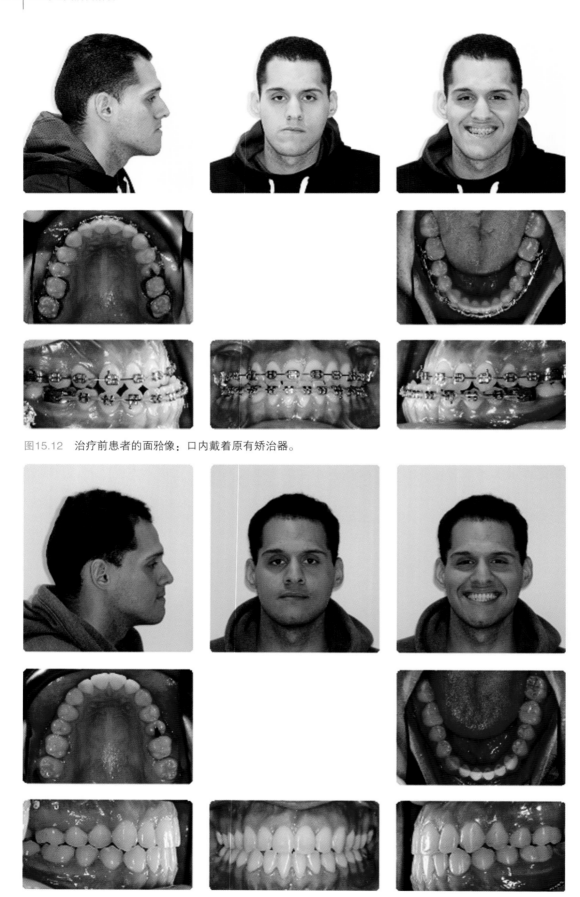

图15.12 治疗前患者的面𬌗像：口内戴着原有矫治器。

图15.13 治疗后患者的面𬌗像。

第1次复诊

拆除患者原有矫治装置，4颗第一恒磨牙、第二恒磨牙粘接带环，其他牙齿粘接2D系统矫治装置，上下颌放置0.016镍钛丝（图15.14～图15.18）。

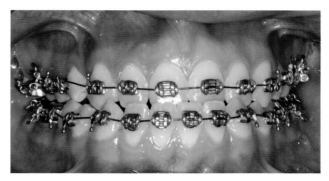

图15.14　口内像正面观：初粘新矫治装置后，上下颌放置0.016镍钛丝。

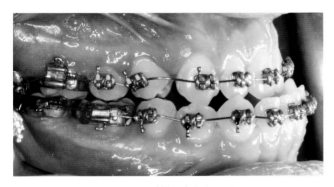

图15.15　口内像右侧观：初粘新矫治装置后。

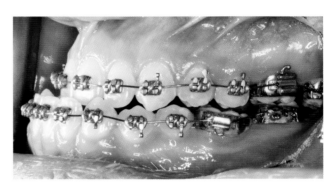

图15.16　口内像左侧观：初粘新矫治装置后。

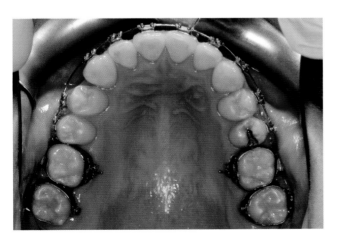

图15.17　口内像上颌𬌗面观：初粘新矫治装置后。

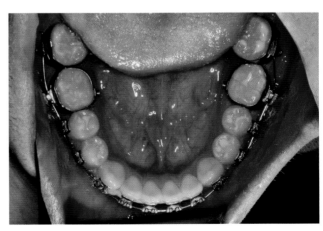

图15.18　口内像下颌𬌗面观：初粘新矫治装置后。

第2、3次复诊

4周后，上下颌更换为0.016×0.022镍钛丝，本月患者咨询正颌外科医生，建议行双颌手术配合颏成形术。5周后，上下颌更换为0.017×0.025镍钛丝。

第4次复诊

4周后，上下颌更换为0.017×0.025不锈钢丝，末端回弯，上颌全颌橡皮链关闭间隙，上颌右侧尖牙至右侧第一前磨牙间隙较大，额外放置橡皮链，进一步关闭间隙（图15.19～图15.21）。

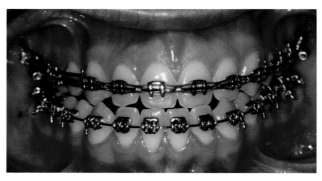

图15.19 口内像正面观：上下颌更换为0.017×0.025不锈钢丝，上颌全颌橡皮链关闭间隙，上颌右侧尖牙至右侧第一前磨牙放置橡皮链，进一步关闭间隙。

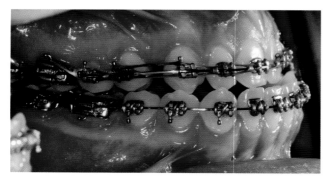

图15.20 口内像右侧观：上颌全颌橡皮链关闭间隙，上颌右侧尖牙至右侧第一前磨牙额外放置橡皮链。

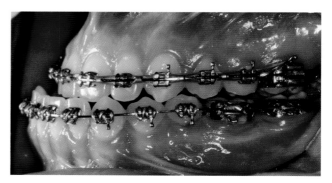

图15.21 口内像左侧观。

第5、6次复诊

8周后，上颌继续用橡皮链关闭间隙（图15.22～图15.26）。取阶段研究模型，拍阶段头颅侧位片评估牙齿去代偿程度，拍摄阶段全景片评估牙根形态（图15.27和图15.28）。

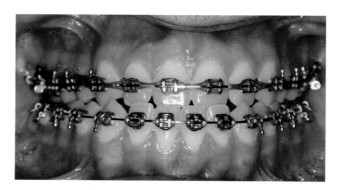

图15.22 口内像正面观：继续关闭上颌间隙。

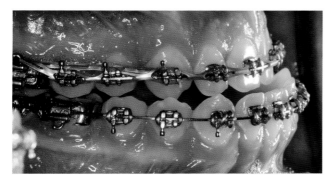

图15.23　口内像右侧观。

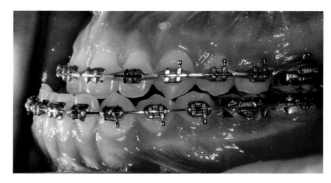

图15.24　口内像左侧观。

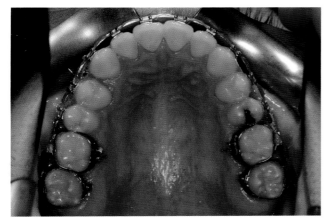

图15.25　口内像上颌𬌗面观。

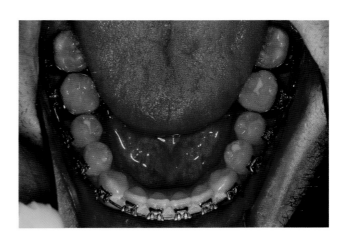

图15.26　口内像下颌𬌗面观。

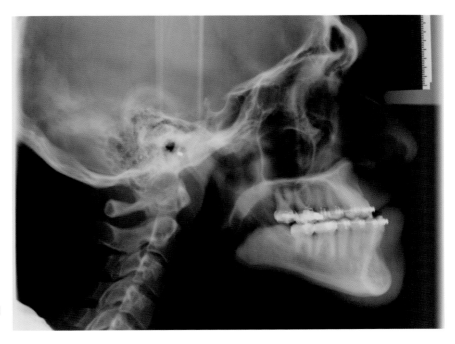

图15.27　数字化头颅侧位片：阶段拍摄，评估牙齿去代偿程度及牙根位置。

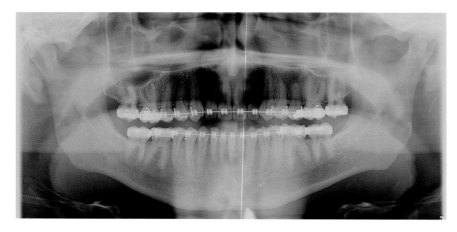

图15.28　全景片：阶段拍摄，评估牙根形态及位置。

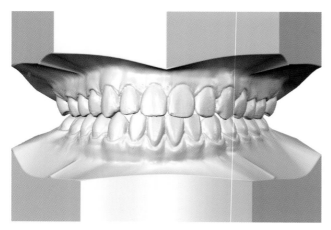

图12.29　口内扫描：第7次复诊时，评估上下牙弓匹配性。

第8次复诊

2个月后，上下颌在0.017×0.025不锈钢丝上安置手术牵引钩，使用结扎丝结扎所有牙齿（图15.30～图15.34），手术将在2周后进行。

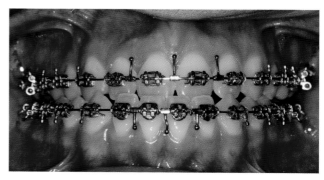

图15.30　口内像正面观：上下颌在0.017×0.025不锈钢丝上安置手术牵引钩。

第7次复诊

12周后，口内扫描进行术前评估上下牙弓匹配性以及是否为手术时机（图15.29）。1个月后患者咨询正颌外科医生，医生表示可以手术。

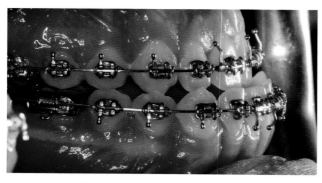

图15.31　口内像右侧观。

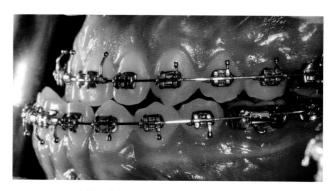

图15.32　口内像左侧观。

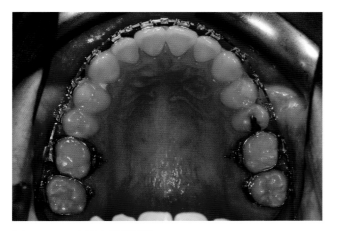

图15.33 口内像上颌𬌗面观。

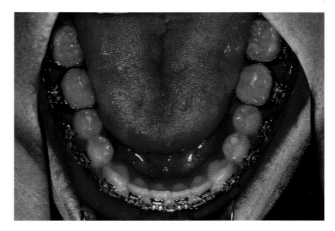

图15.34 口内像下颌𬌗面观。

第1次正颌术后复诊

此次复诊前由于患者口腔出血问题，外科医生已对患者复诊。由于患者距离医院较远，遂在当地医院急诊处理上颌窦血凝块脱落引起的出血，当地医生发现患者下颌骨轻度移位，嘱患者挂Ⅲ类牵引，下颌训练继续。现在患者复诊继续接受术后正畸，停止挂Ⅲ类牵引。家长及患者对手术效果十分满意。

上颌更换为0.017×0.025镍钛丝，下颌更换为0.016×0.022镍钛丝，上下颌前牙区分别放置橡皮链防止再出现散在间隙。上颌左侧第一恒磨牙及上颌左侧尖牙至下颌左侧尖牙挂Ⅲ类牵引（3/16″，4.5oz），上颌右侧尖牙至下颌右侧第一、第二前磨牙挂短Ⅱ类牵引直至下次复诊（图15.35～图15.37）。拍摄术后全景片和头颅侧位片（图15.38和图15.39），患者将在5周后到颌面外科复诊评估手术效果。

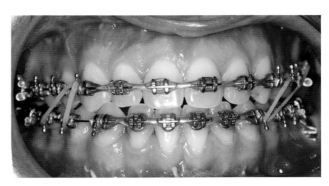

图15.35 口内像正面观：术后第1次复诊，上颌更换为0.017× 0.025镍钛丝，下颌更换为0.016×0.022镍钛丝，上下颌前牙区分别放置橡皮链。上颌左侧第一恒磨牙及上颌左侧尖牙至下颌左侧尖牙挂Ⅲ类牵引（3/16″，4.5oz），上颌右侧尖牙至下颌右侧第一、第二前磨牙挂短Ⅱ类牵引继续调整咬合。

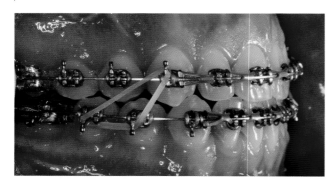 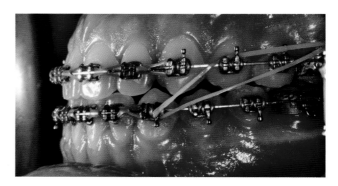

图15.36　口内像右侧观：术后第1次复诊，短Ⅱ类牵引改善咬合调整中线。

图15.37　口内像左侧观：术后第1次复诊，Ⅲ类三角形牵引改善咬合调整中线。

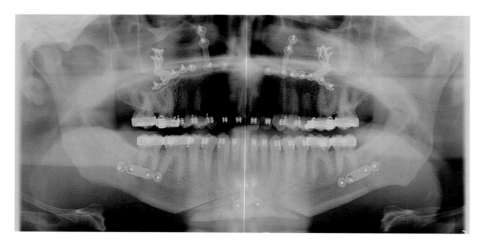

图15.38　全景片：术后第1次复诊，上下颌骨及颏部坚固内固定。

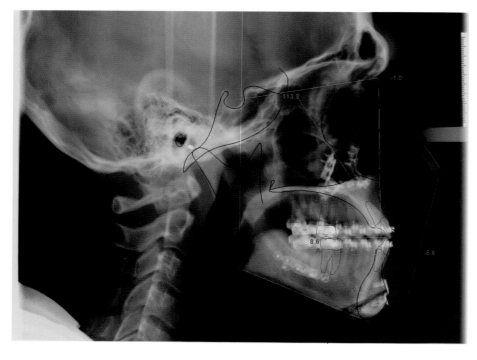

图15.39　数字化头颅侧位片：术后第1次复诊，上颌前徙、下颌后退、颏成形。

第2次正颌术后复诊

3周后复诊，下颌更换为0.017×0.025镍钛丝，上颌6-6放置橡皮链保持，后牙交叉三角形牵引（3/8″，4.5oz），嘱4周后复诊评估是否可以拆除矫治器（图15.40~图15.42）。

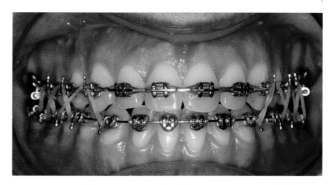

图15.40 口内像正面观：下颌更换为0.017×0.025镍钛丝，后牙交叉三角形牵引改善咬合。

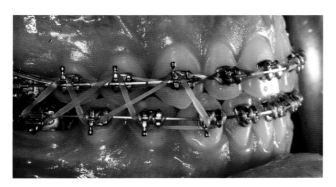

图15.41 口内像右侧观：后牙交叉三角形牵引改善咬合。

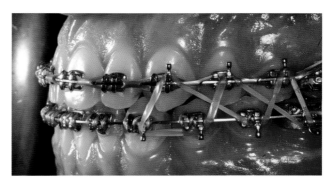

图15.42 口内像左侧观：后牙交叉三角形牵引改善咬合。

第3次正颌术后复诊

拆除全口矫治装置后拍照（图15.43~图15.50），取模准备制作即刻压膜保持器，口内扫描，嘱患者夜间佩戴保持器。患者外貌有所改善，微笑变美观，侧貌变为直面型，由于颏成形术，颏部形态明显改善。磨牙尖牙Ⅰ类关系，牙弓较宽，呈U形，下颌中线稍右偏但不影响功能美观。嘱患者1个月后复诊，接下来1年中如需调整保持器每3个月复诊1次。治疗过程中无颞下颌关节紊乱，因此无须转诊相关科室治疗；

总矫治时长14个月。

经测量，由于手术改变上下颌骨位置，SNA、SNB及WITS值均有所改善，由于软组织掩饰，上下切牙位置可以接受。

整体和局部头影重叠图（治疗前，黑色；术前正畸结束，绿色；正颌术后，红色）显示：正颌术前牙齿已去除代偿，正颌术上颌前徙，下颌后退以达到前牙正常覆盖，颏成形术维持了良好的颏部位置，但被下颌骨手术掩饰（图15.51，表15.3）。

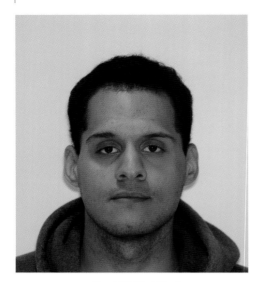

图15.43　正面观：拆除矫治器后。

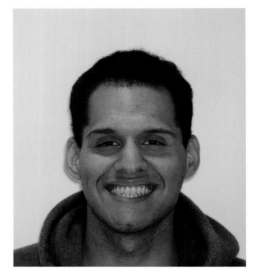

图15.44　正面观：拆除矫治器后微笑像。

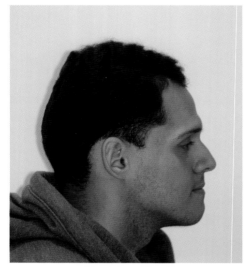

图15.45　右侧侧面观：拆除矫治器后。

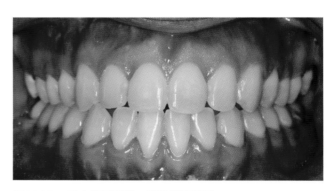

图15.46　口内像正面观：拆除矫治器后。

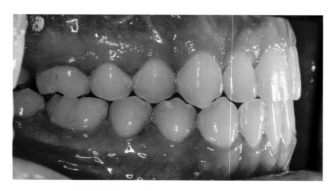

图15.47　口内像右侧观：拆除矫治器后。

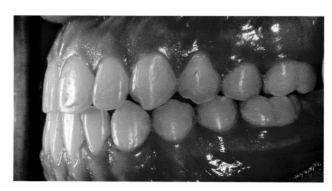

图15.48　口内像左侧观：拆除矫治器后。

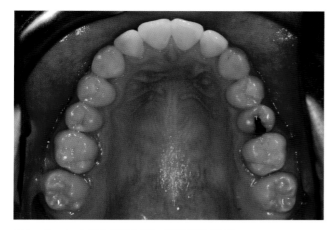

图15.49 口内像上颌𬌗面观：拆除矫治器后。

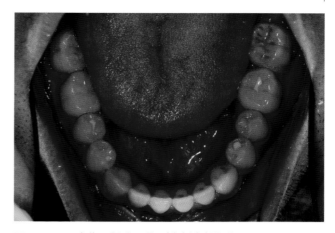

图15.50 口内像下颌𬌗面观：拆除矫治器后。

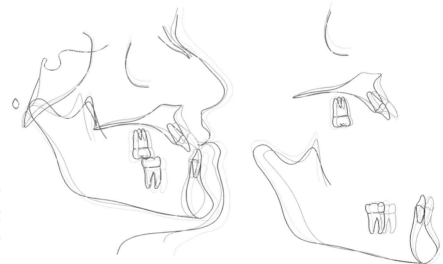

图15.51 整体和局部头影重叠图（治疗前，黑色；术前正畸结束，绿色；正颌术后，红色）：骨性关系由于上颌前徙及下颌后退得到改善，颏成形术由于下颌骨后退而被掩盖。

表15.3 主要的头影测量分析值前后变化

	标准值	治疗前	治疗后
SNA	82°	76.9°	81.3°
SNB	80°	83.6°	81.8°
ANB	2°	− 6.6°	− 0.5°
WITS 值	− 1 ~ + 1 mm	− 10.6 mm	− 0.8 mm
FMA	21°	18.2°	17.1°
SN–GoGn	32°	29.5°	27.0°
U1–SN	105°	106.5°	113.9°
L1–GoGn	95°	83.3°	86.9°
软组织			
下唇–E线	− 2.0 mm	− 2.4 mm	− 5.6 mm
上唇–E线	− 1.6 mm	− 10.0 mm	− 9.3 mm

SNA，蝶鞍点–鼻根点–上牙槽嵴点；SNB，蝶鞍点–鼻根点–下牙槽嵴点；ANB，上牙槽嵴点–鼻根点–下牙槽嵴点；FMA，下颌平面角；SN–GoGn，前颅底平面–下颌平面角；U1–SN，上中切牙长轴与前颅底平面的交角；L1–GoGn，下中切牙长轴与下颌平面的交角。

小结

骨性Ⅲ类错殆畸形会影响患者正常功能及心理发育，此类错殆畸形需要正畸正颌联合治疗，单纯行选择性拔牙矫治和（或）代偿掩饰矫治往往达不到理想的矫治效果。

复习题

1　正颌术前牙齿是需要去代偿还是需要加重代偿？

2　骨性Ⅲ类的病因有哪些？上颌发育不足还是下颌发育过度，或者二者兼有？

3　正颌术前需要改为不锈钢丝是因为它比镍钛丝的刚度强吗？

4　绝大多数而言，是否需要等生长发育停止后行正颌手术？

参考文献

[1] Joondeph DR. Stability of orthognathic surgery. In: Huang GJ, Richmond S, Vig KWL, eds. Evidence Based Orthodontics. Ames, IA: Wiley Blackwell, 2011; 217–231.

[2] McNamara JA Jr. Maxillary deficiency syndrome. In: Nanda R, Kapila S, eds. Current Therapy in Orthodontics. St Louis, MO: Mosby Elsevier, 2010; pp. 137–142.

[3] Musich DR, Chemello PD. Orthodontic aspects of orthognathic surgery. In: Graber LW, Vanarsdall RL, Vig KWL, eds. Orthodontics Current Principles and Techniques, 5th edn. Philadelphia, PA: Elsevier Mosby, 2012; pp. 897–963.

[4] Ngan P, He H. Effective maxillary protraction for Class III Patients. In: Nanda R, Kapila S, eds. Current Therapy in Orthodontics. St Louis, MO: Mosby Elsevier, 2010; pp. 143–158.

[5] Stellzig-Eisenhauer A, Lux CJ, Schuster G. Treatment decision in adult patients with Class III malocclusion: orthodontic therapy or orthognathic surgery. Am J Orthod Dentofacial Orthop 122: 27–28, 2002.